った6歩で 腰痛 ひざ痛 寝たきり を防ぐ

スローウォーキング DVDブック

slow walking DVD book

[本書DVDの使い方]

付録のDVDでは、本書に紹介しているスローウォーキングを
動画でわかりやすく紹介しています。
歩き方のコツや呼吸法などはこちらを参考に、ぜひ実践してみてください。
映像の動きに合わせていっしょにエクササイズすれば、
実践しやすく続けやすいのも魅力。
NG動作なども紹介していますので、より効果的なウォーキングが行えるはずです。

DVDの操作方法

❶ DVDをプレーヤーに挿入すると自動的にオープニング映像が始まり、そのあとで右のメインメニュー画面が表示されます。

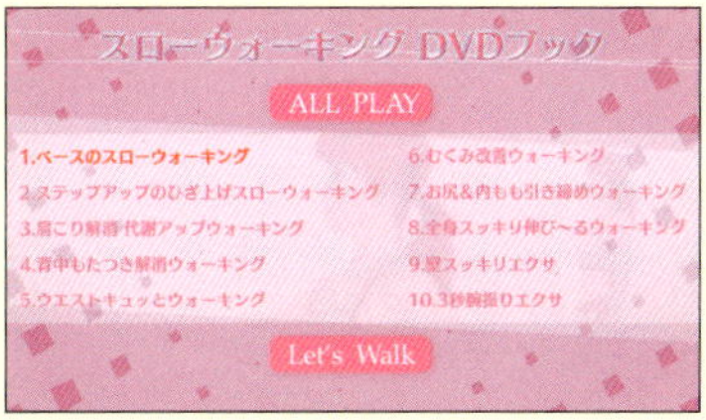

❷ 方向キーを見たいところに合わせると、その部分の色が変わります。そこでボタンを押すと指定したレッスンなどの映像が始まります。

❸ すべての映像を通して観たい場合は「ALL　PLAY」を選択してください。

❹ 「Let's Walk」は、ウォーキングだけの通し映像ですので、コツをつかんだ方向けのコンテンツとなっています。

ウォーキング実践時の注意点

- 動きやすい服装で行いましょう。
- 室内では滑らないように裸足で行うのが望ましいです。
- 室内では床にものを置いていないスペースで行いましょう。
- 十分なスペースを確保してから行いましょう。
- 痛みがある場合はすぐにやめましょう。
- 体調が悪いときは無理して行わないようにしましょう。
- 転倒に十分ご注意ください。

DVD使用上の注意

●このDVDはDVD再生プレーヤーか、DVDが再生できるパソコンでご覧いただけます　●DVDプレーヤー・パソコンなどの一部の機器では再生できない場合がございますので、ご了承ください　●DVDプレーヤーなど各機能および操作方法は、お手持ちのプレーヤーなどの取扱説明書をご確認ください　●DVD再生による事故や故障などには責任を負いません　

あなたは**スローウォーキング**って
知っていますか？

脂肪を燃焼させるため、
通常のウォーキングのように
20分も歩く必要はないんです。

たった6歩歩くだけで
健康になれるんです。

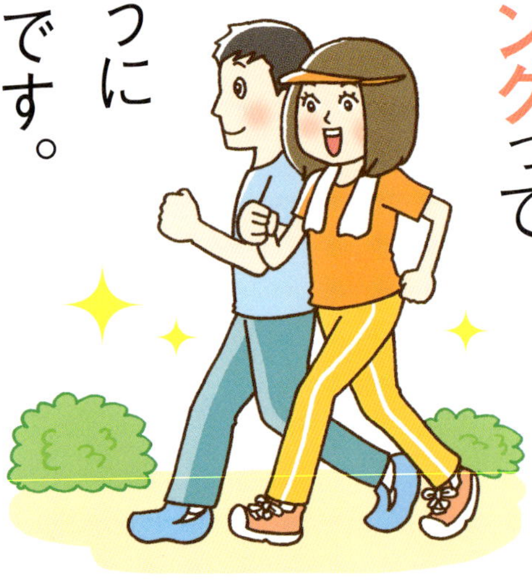

忙しくて運動の時間がとれない。
運動に慣れていない。
今までいろんな
エクササイズに失敗した。

そんな方にこそ
おすすめの、
カンタンで効果的な
メソッド。

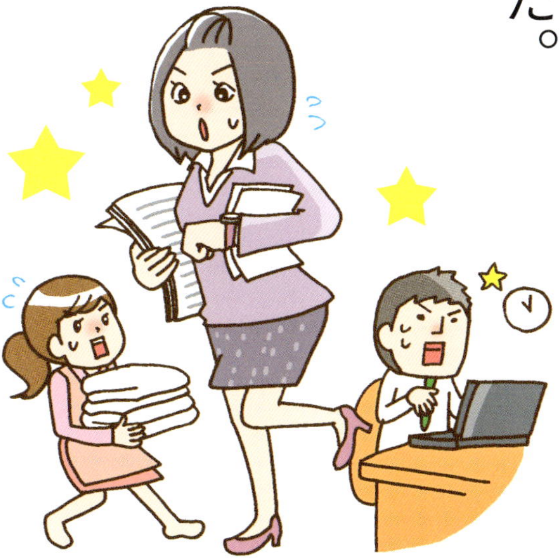

どんな人でもすぐ始められる。
効果が出る。それが
スローウォーキングです。

いつでも、どこでも、
どんな格好でも気軽にできる
画期的なエクササイズ。

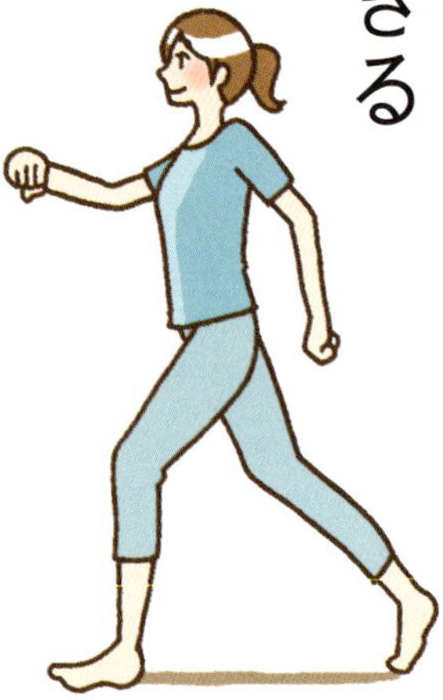

ポイントはたったひとつ。
6秒間で1歩を歩く！
6歩で1セット！

運動をまったくしない人でも、
体力に自信のない人でも大丈夫。
たった6歩歩くだけ。
それだけで**健康に**なれます。

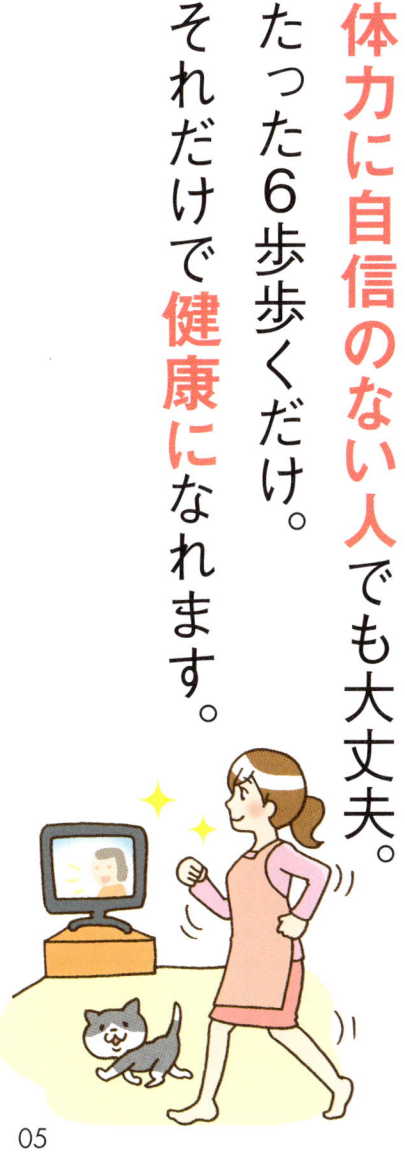

なぜなら、
大切なのは運動の強度や時間ではなく
基礎代謝を上げることだから。
そう、健康な体を手に入れるには
インナーマッスルを鍛えることが
一番の近道なのです。

それだけで体調がみるみるよくなって
気になるお腹まわりもスッキリ！
ヒザ痛や肩こりの改善、
寝たきりの予防につながります。

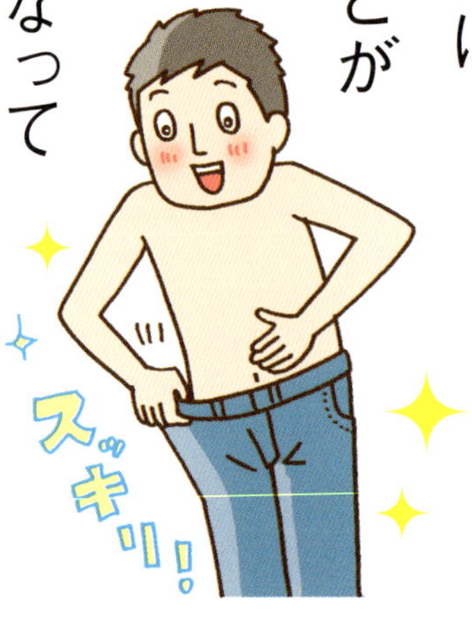

さあ、今すぐ一緒に
スローウォーキングを
始めてみませんか？
きっとあなたも、
健康&**キレイ**を
手に入れることが
できますよ！

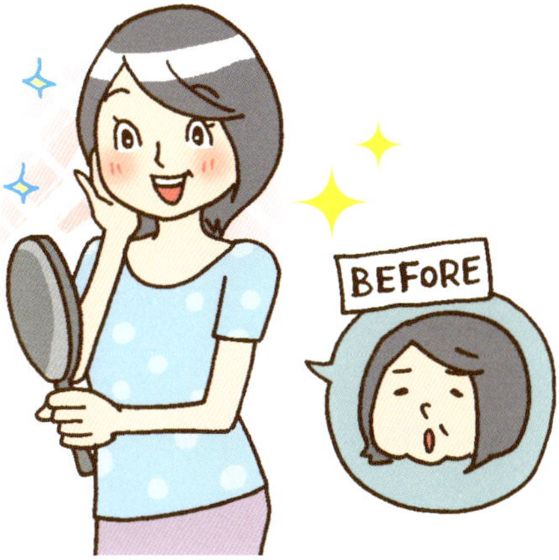

はじめに

健康のために何かしたいけれど、運動は苦手だし、時間もないし…という話をよく聞きます。ビューティデザイナーとして、タレントやモデルをはじめ多くの方々にエクササイズ指導を行ってきたこれまでの経験を生かし、そんな悩みに何とか応えたい！　との思いから考案したのが、この**スローウォーキング**です。

そもそも**「歩く」**ということは、人間の基本的な動作です。そこに、**「深い呼吸」と「正しい姿勢」を組み合わせ、**ゆっくりと丁寧に動くだけのシンプルで効果的なエクササイズ。家の中で、短い時間でできるので、足腰にあまり自信がない人でも、時間に余裕のない人でも、誰でも気軽に行えるものです。

さらに、**肩甲骨と股関節**に着目してきた経験を生かし、ステップアップ編として**プラスαのスローウォーキング**を考案しました。ウォーキングの動きに絡めて全身を大きく動かしていくこのエクササイズでは、インナーマッスルを鍛え、基礎代謝量を増やす効果がアップ。続けていくと、**ヒザ痛や肩こりの改善、寝たきりの予防**につながります。さらに、ボディラインを整え、**より一層の健康づくりに役立ち**ますので、慣れてきたところで、ぜひこちらにもチャレンジしてみてください。

このスローウォーキングが、一人でも多くの方の健康のお役に立てれば嬉しいです。

長瀬サエコ

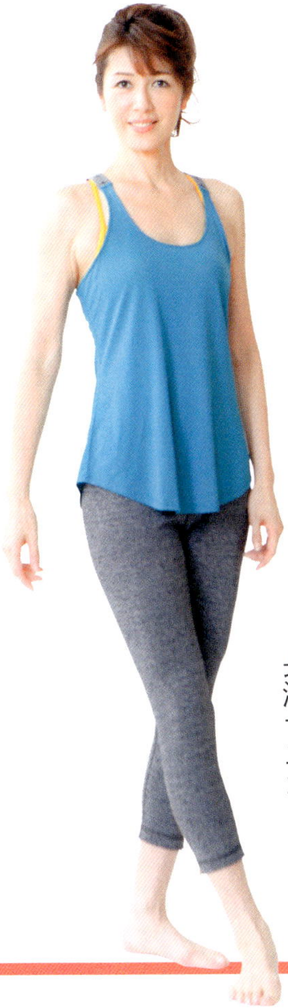

目次

CHAPTER 2

プラスαのスローウォーキング

体の各部位に刺激を与えてもっと元気&健康に！ 37

CHAPTER 3

スローウォーキングQ&A

知りたい、聞きたい！ 55

衣装協力／プラヴィダ（TEL 03-6821-3503）

パンツにゆとりが!」

サイズの変化

	BEFORE		AFTER
体　重	58kg	→	54kg
ウエスト	72cm	→	68cm

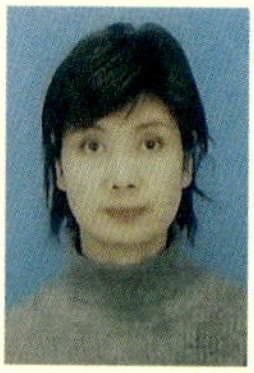

S.Rさん(67歳・女性)

1週間でパンツにゆとりが! あまりのサイズダウンに自分でもビックリ!

ヒザが痛いのであまり運動ができませんが、健康のために何かやりたいと思っていました。これは家の中で、自分のペースでできるので、**年配の方にもおすすめしたいです。**始めて3日目くらいで背中と肩が楽になり、**朝の目覚めもよく**なりました。一通りやると汗が出て、体がスッキリ。体の調子がよくなるので、これからも続けます!

サイズの変化

	BEFORE		AFTER
体　重	53kg	→	50.2kg
ウエスト	68cm	→	65cm

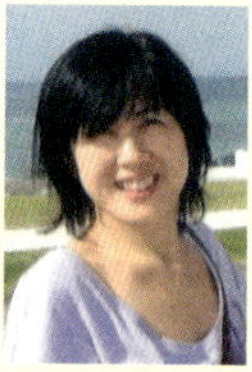

S.Hさん(44歳・女性)

首&肩こりが楽に。体が軽くなって疲れにくくなった!

エクササイズ自体の動きがユニークで楽しく、思い立ったらすぐできるので、飽きっぽい私にも続けることができました。初回はゴリゴリいっていた肩甲骨が、続けるうちにスムーズに動き、こりも取れて楽に。一通りやると**体がポカポカしてきます。**ウエストは3cm減、体重は約3kg減ですが、下半身はそれ以上にスッキリして見えるのが嬉しい!

スロー
ウォーキングで
効果を実感！

「肩こりが楽に！」

サイズの変化

	BEFORE		AFTER
体　重	43.4kg	→	42.5kg
ウエスト	65cm	→	62cm

I.Sさん（54歳・女性）

ウエストに筋肉がついて腰まわりに変化が。腕も細くなった！

加齢による筋肉の衰えや体型の変化を実感しています。フルタイムで仕事をしているので、運動するための時間をとるのがなかなか難しいのですが、夜でも家の中で、**自分のペースに合わせてできる**のがよかったです。激しい動きではないので、**体に負担がかからず、無理なく行え**ました。見た目にも明らかな変化があったのは嬉しかったです。

サイズの変化

	BEFORE		AFTER
体　重	42kg	→	41kg
ウエスト	63cm	→	60cm

Y.Sさん（48歳・女性）

肩こりが劇的に改善！基本の姿勢を意識することで下腹部のたるみも減少

姿勢が悪いため、肩こりが長年の悩みです。更年期の症状か気分のばらつきも気になります。実践して自分の呼吸がとても浅かったことに気づき、イライラするときに**呼吸法を取り入れることで、精神が安定する**ようになりました。正しい姿勢を普段でも意識できるようになり、肩こりが改善され、**ウエストのくびれ**までできてビックリです。

モニター体験期間は2週間です。効果は個人の感想です

C.Iさん（45歳・女性）

首すじのハリがおさまって足のむくみも軽減！背中に筋肉がついた感じ

サイズの変化

	BEFORE		AFTER
体　重	48kg	→	48kg
ウエスト	65cm	→	65cm

自宅で長時間PC作業をする仕事のため、首すじ&肩がいつもガチガチになってしまいます。座りっぱなしのせいか足のむくみもひどいんです。このエクサは1回6歩ということで、仕事の合間に気軽にできるのが魅力ですね。**負荷がかけやすいのでやった感があります**。サイズは変わりませんでしたが、**むくみも首のハリもずいぶん楽に**なりました。

T.Iさん（26歳・女性）

ももがきつかったパンツにゆるみが出現！股関節やヒザの痛みもなくなった！

サイズの変化

	BEFORE		AFTER
体　重	46kg	→	44.2kg
ウエスト	63cm	→	60cm

DVDや本書の説明がわかりやすく、運動音痴な私でもカンタンにチャレンジできました。たった6歩で?!と半信半疑でしたが、2週間でこんなに結果が出るなんて本当に驚きです。ひとつひとつのエクサが短いので、自分の時間や気分に合わせて行えるのもいいと思います。**短時間でもしっかり汗がかけて、集中力も鍛えられた**感じがします。

スローウォーキングで効果を実感！「肩こりが楽に！パンツにゆとりが！」

サイズの変化

	BEFORE		AFTER
体重	53.9kg	→	53.2kg
ウエスト	66cm	→	62cm

N.Aさん（23歳・女性）

ウエストラインや顔まわりがスッキリ。便秘も改善！

シンプルな動きで覚えやすく、じんわり体に効いてくる感じがしました。激しい動きではないので、家でも近所に気を遣わずできるし、誰でも無理なく続けられると思います。スローウォーキングを始めてから**普段の呼吸が深くなり、姿勢も意識できるようになり**ました。ずっと悩みのタネだった**便秘がだいぶ改善**されたのが、何よりも嬉しい結果です。

サイズの変化

	BEFORE		AFTER
体重	41kg	→	41kg
ウエスト	62cm	→	62cm

M.Kさん（42歳・女性）

思いついたときに行うと体も気持ちもスッキリします！

なじみやすい動きで覚えやすいので、思いついたときに気軽にできること、また下半身・上半身だけなど、そのときの**気分に合わせてメニューを選べる**のがとてもいいと思いました。スローウォーキングを行うと**気分も体もすっきり**します。また、普段から姿勢を整えようと意識するので、結果として肩こりがかなり軽減されたのはありがたいです。

モニター体験期間は2週間です。効果は個人の感想です

のための運動習慣のきっかけに」

スローウォーキング
10大健康効果

効果1 運動の習慣付け

効果2 高血圧予防

効果3 高脂血症予防

何よりいいのは、**家の中でできるウォーキング**だということでしょう。**普段あまり運動をされない方でも気軽に行える**ので、体を動かすことの習慣付けにはとても有効です。

ゆっくりした動きの「スローウォーキング」には、**ヨガや太極拳のような要素**が含まれていると思います。一般的に、ヨガや太極拳はウォーキングよりもカロリー消費量が多いと言われていて、カロリーの消費量が増えれば、**高血圧や高脂血症の予防効果**も期待でき、健康の面でも利点があります。

また、呼吸に合わせて体を動かすという点も大きなポイントです。**深い呼吸をすると集中力が高まり**、さらに**自律神経を整え**たり、**副交感神経を優位**になってリラックスできるという効果が得られるので、精神的な面でもいい方向に向くといえるでしょう。

ドクターに聞きました

「スローウォーキングは健康

効果4 自律神経を整える

効果5 正しい姿勢を保つ

効果6 体の血流をアップ

長瀬さんは、正しい姿勢と呼吸法も提唱していますが、それを日常で取り入れることで、**ヒザ痛や腰痛の防止**にもなると思います。

一方「プラスαのスローウォーキング」には、ストレッチ的な動きがプラスされています。**体の痛みは、筋肉の衰えやこり固まりが原因**になることが多いもの。プラスαの動きは筋肉を鍛えることにもつながり、ストレッチすることで血流がアップし、こりがほぐされ、肩こりなど痛み防止にもなるでしょう。

また、普段あまり**運動をしない方への寝たきり予防**という面でもこのスローウォーキングは効果的だと思います。この運動は、ヒザの軟骨にも適度な負荷を与えることになります。軽い運動量ですが、続けていけば骨の維持・強化にもつながっていくと思います。

ストレッチ的な運動は、**体の柔軟性を高め**

効果 7 肩こりの防止・改善

効果 8 ヒザ、腰の痛みの防止・改善

効果 9 体の柔軟性を高める

効果 10 筋力アップ

る効果も期待できます。柔軟性が高まると転倒防止などにもなるので、年配の方にはぜひ試してみてほしいですね。

ケガをしたり、ヒザが痛くなって運動ができなくなると、どんどん体が弱って、寝たきりの生活が近づいてきます。そんな**負のスパイラルに陥らないため**にも、このスローウォーキングは有用だと思います。

いずれにしても、**楽しみながら無理なく続けること**が、健康のための一番のポイントです。この「スローウォーキング」が、そのきっかけになるといいですね。

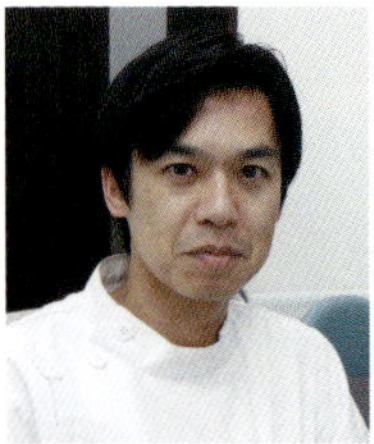

整形外科医
佐々木政幸先生
久我山整形外科ペインクリニックの院長として、日々、高齢者のさまざまな痛みに向き合い、その解決に尽力する。NPO法人「腰痛・膝痛チーム医療研究所」の副理事も務める。

1

正しい姿勢のつくり方

姿勢が悪いとスローウォーキングの効果は半減。本書のすべてのエクササイズの基本姿勢になるので、しっかりとマスターして。最初は壁に背中をつけて、確認しながら行いましょう。

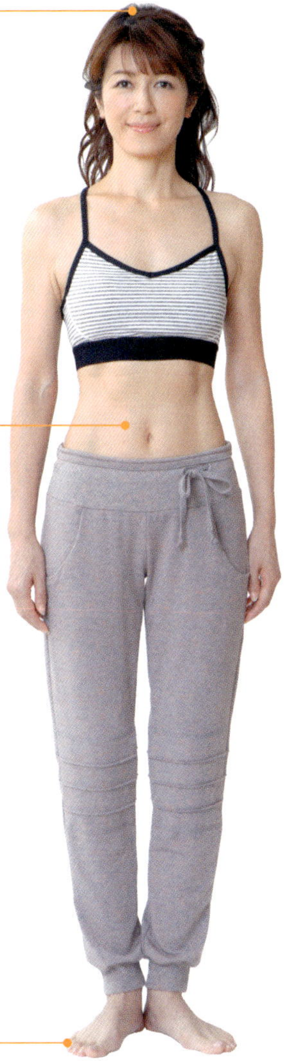

頭頂

上から吊られているように力まず、背筋を伸ばしスッと立ちましょう。

お腹

おへそを引き上げるようなイメージで、腹筋を引き締めましょう。

つま先

グラつかない自然な立ち方でかかとを揃え、つま先を45°に開きます。

FRONT

力まずまっすぐ立ち 体の中心に軸を

顔は正面に向け、かかとをつけて自然に立ちます。頭の上から吊られているイメージで背筋を伸ばし、腹筋を意識して体の軸を中心におきます。

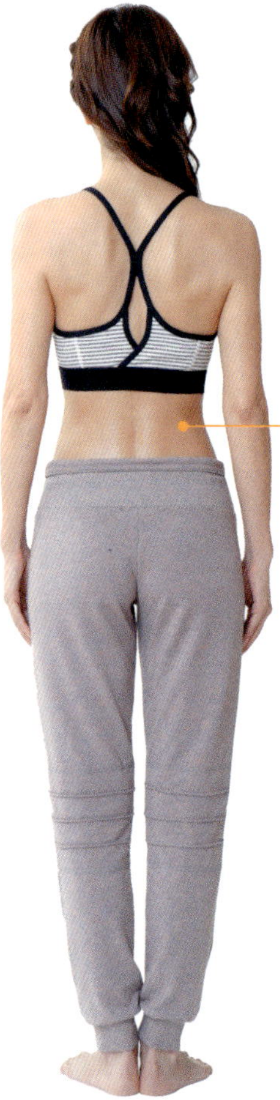

ウエストまわり

腹筋と背筋がつけば、ウエストはくびれて美しいラインが生まれます。

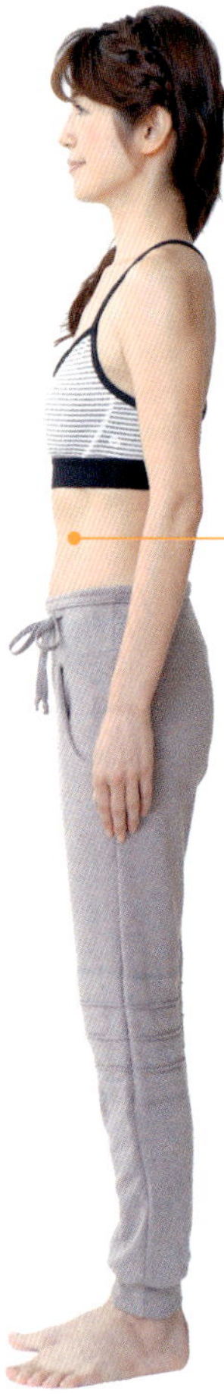

お腹

おへそを引き上げるイメージで、常に腹筋を引き締めるクセをつけて。

BACK

傾きがなく背骨はまっすぐ

左右への傾きやゆがみがなく、中心に軸を通した立ち方で。お尻はほっぺを軽く引き上げるように、中心をキュッと締めます。

SIDE

耳から土踏まずまでまっすぐのラインに

壁に背中をつけるイメージで、耳から手の指先、土踏まずまで一直線になるのが理想。猫背やお尻が出るのはNGです。

要注意!

こんな姿勢はNG

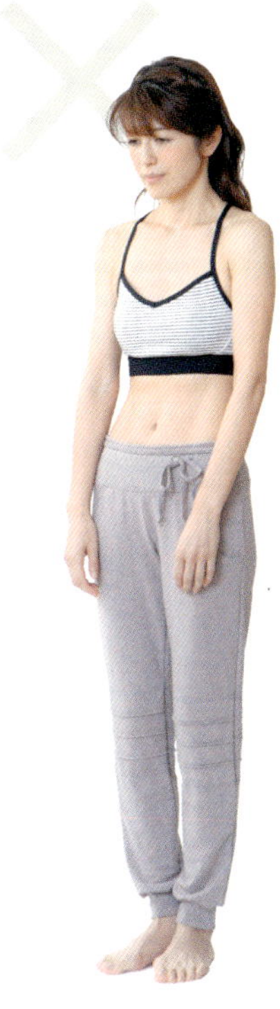

C字立ち

肩を前に出して背中を丸め、お腹を突き出して立つ典型的な猫背。背中に脂肪がつきやすく、腹部もゆるみがちでネクラなイメージに。

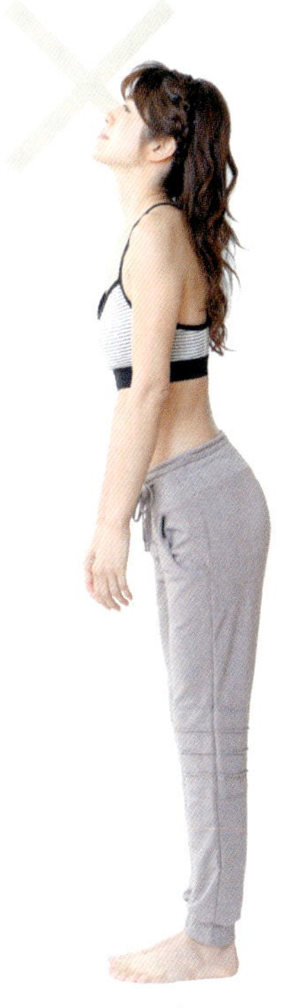

反り立ち

胸を張りすぎるため、アゴが上がり、お尻が出っ張って不格好な姿勢に。肩甲骨や股関節を圧迫するため、下半身太りや腰痛の原因に。

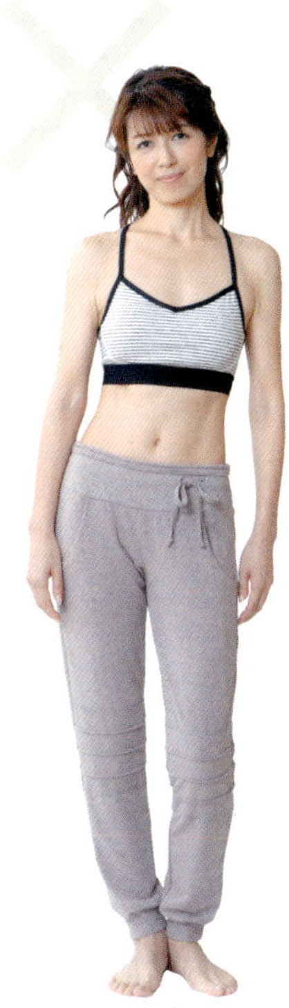

S字立ち

片ヒザをゆるめて重心を片側の腰にのせ、首を傾けた脱力立ち。体にゆがみがあるため、S字で全バランスを取る、比較的多いNG姿勢。

2

[長瀬式オリジナル呼吸法をマスター]

ゆっくり3秒ずつ

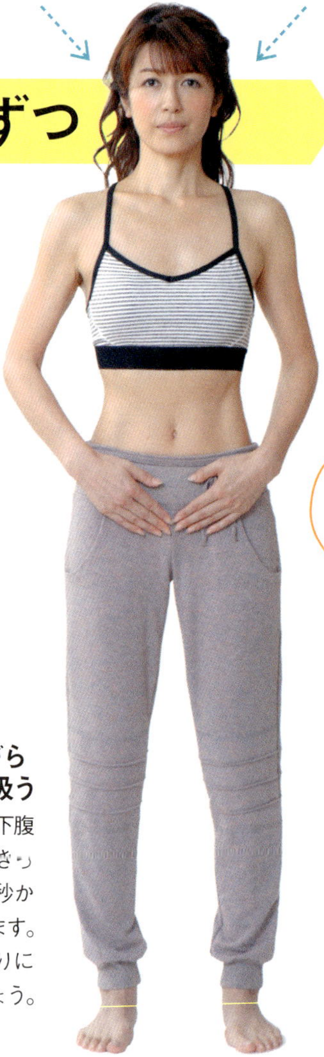

3秒で吸う

スローウォーキングの効果を高める呼吸法は“ゆっくり3秒で吸い、ゆっくり３秒で吐く”が基本です。すべての動作をこのリズムで行うことで、負荷がしっかりかかり、代謝もアップ！

まずは、
お腹にある空気を吐ききり、
お腹をへこませてから
スタート！

1

腹筋を引き上げながら鼻からゆっくり深く吸う

足を腰幅に開いて両手を下腹部に当てます。息を吐ききったらお腹を引き締め、３秒かけて鼻から息を吸い込みます。お腹はゆるめず、胸まわりに空気が入るのを感じましょう。

コレはNG!

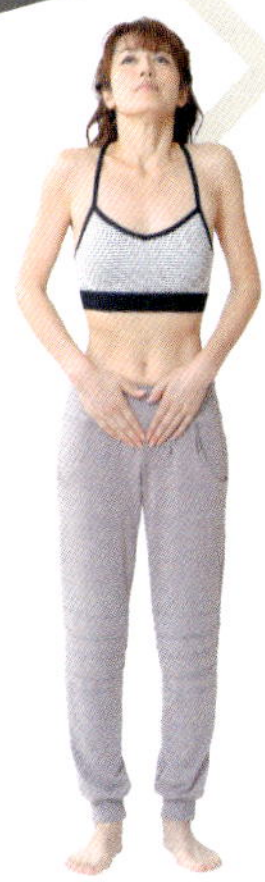

肩を上げて吸い込むと、吸える量が限られるため、十分な空気が入らず腹筋も鍛えられません。アゴも上がり姿勢も崩れます。

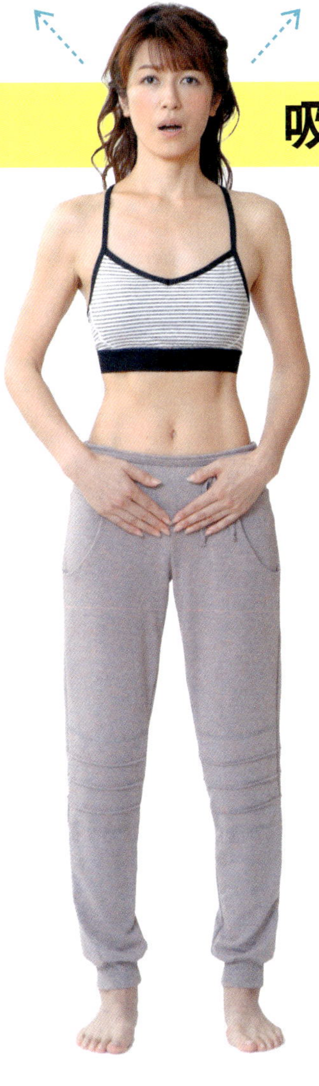

吸う＆吐く×

3秒で吐く

2

腹筋を締めたまま口からゆっくり吐ききる

口角を上げ、3秒かけて口から息を吐ききります。腹筋を引き締めたまま、ゆっくりと数えましょう。

6秒＝1歩で健康に！
スローウォーキングを始めましょう

長瀬式オリジナル呼吸法を組み合わせた、効果絶大のウォーキング。
6秒で1歩のスローな動きで負荷をかけるため、1エクサはたったの6歩！
ゆっくり行うことで体の隅々まで意識が行き、全身を引き締めます！

1

お腹を引き上げるように腹筋を意識しながら、ゆっくりとヒザを上げます。目線は前に、両手は軽く握ります。

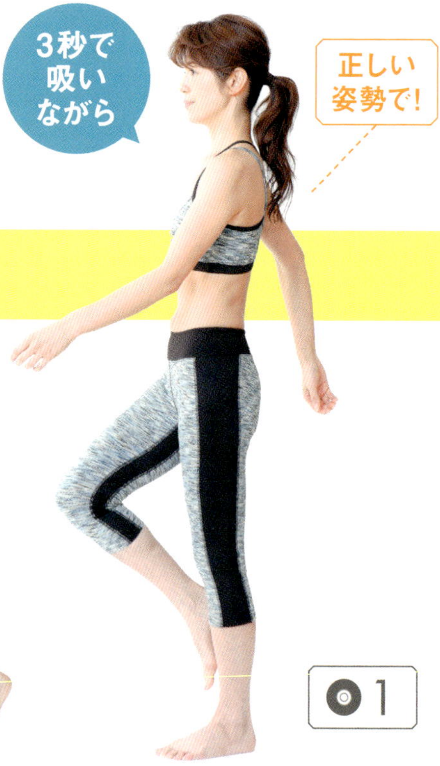
3秒で
吸い
ながら
正しい
姿勢で！
1

2

次に上げた足を自然な歩幅で前に出し、かかとからゆっくりと着地します。腕を落とさないように意識します。

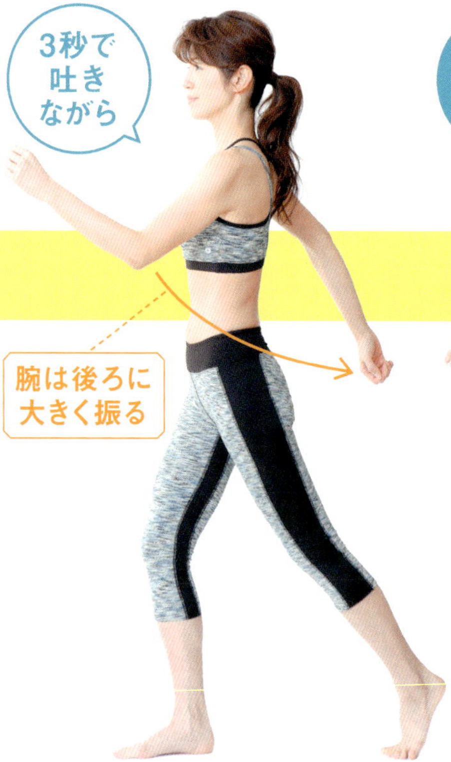
3秒で
吐き
ながら
腕は後ろに
大きく振る

基本のスローウォーキング

基本の歩きをベースに、3秒で息を吸いながらヒザを上げ、次の3秒で息を吐きながら上げた足を前に出します。腕は肩甲骨から後ろに大きく振り、常に腹筋を意識します。

[6秒=1歩]×6歩=1セット

3 後ろの足を踏み出してゆっくりとヒザを引き上げ、1の姿勢に戻します。体がブレないようにお腹を引き締めること。

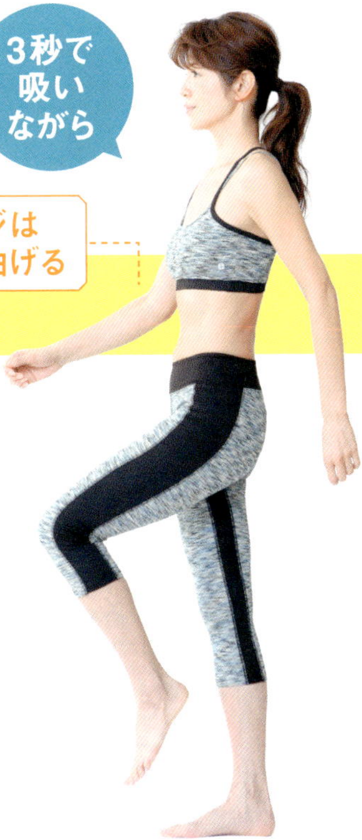
3秒で吸いながら
ヒジは軽く曲げる

4 2と同様に上げた足を自然な歩幅で前に出し、かかとから着地します。腕は肩甲骨から動かすように大きく振って。

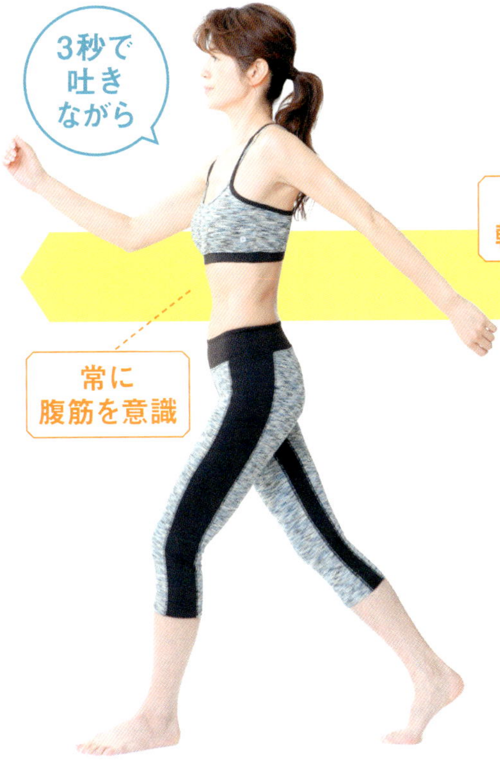
3秒で吐きながら
常に腹筋を意識

ステップアップのスローウォーキング

基本編よりもヒザを高く上げ、足を大きく前に出すことで、運動効果を高めます。首は伸ばして肩を上げないように注意し、腕は前後に大きく振りバランス感覚を鍛えます。

1 ヒザを90°になるように、ゆっくりと上げます。同時に背筋を伸ばして腹筋を意識し、インナーマッスルを鍛えます。

2 次に上げた足を大きな歩幅で前に出し、かかとからゆっくりと着地します。前腕はヒジを曲げ、床と平行になるように肩の高さまで上げます。

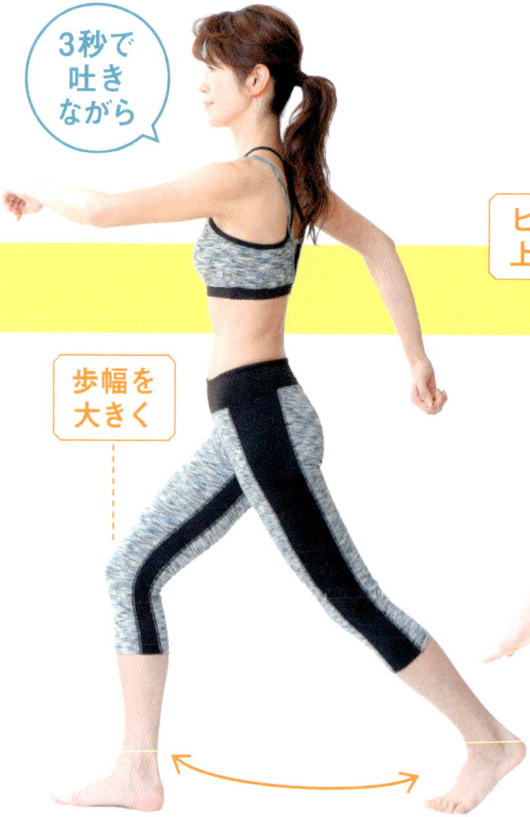
3秒で吐きながら
歩幅を大きく

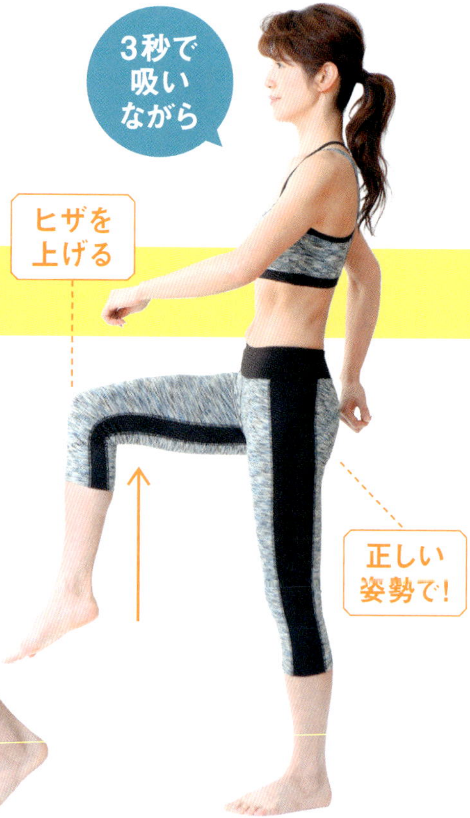
3秒で吸いながら
ヒザを上げる
正しい姿勢で!

郵便はがき

切手を お貼りください

105-0002

（受取人）

東京都港区愛宕1-1-11

(株)アスコム

たった6歩で腰痛 ひざ痛 寝たきりを防ぐ

スローウォーキング DVDブック

読者　係

本書をお買いあげ頂き、誠にありがとうございました。お手数ですが、今後の出版の参考のため各項目にご記入のうえ、弊社までご返送ください。

お名前	男・女	才
ご住所　〒		
Tel	E-mail	
この本の満足度は何％ですか？		％

今後、著者や新刊に関する情報、新企画へのアンケート、セミナーのご案内などを郵送またはeメールにて送付させていただいてもよろしいでしょうか？

□はい　□いいえ

返送いただいた方の中から**抽選で5名**の方に
図書カード5000円分をプレゼントさせていただきます

当選の発表はプレゼント商品の発送をもって代えさせていただきます。

※ご記入いただいた個人情報はプレゼントの発送以外に利用することはありません。

※本書へのご意見・ご感想に関しては、本書の広告などに文面を掲載させていただく場合がございます。

●本書へのご意見・ご感想をお聞かせください。

ご協力ありがとうございました。

[6秒=1歩]×6歩=1セット

2

Point より効果を高めたい場合は、3秒目でゆっくり大きく足を下ろすようにすると、インナーマッスルがさらに鍛えられ効果アップ！

3 後ろの足を踏み出し、ゆっくりとヒザを引き上げて1の姿勢に戻します。上半身が前に倒れないように注意して。

4 2と同様に、上げた足を大きな歩幅で前に出し、かかとからゆっくりと着地します。上半身がふらつかないように呼吸はしっかりと。

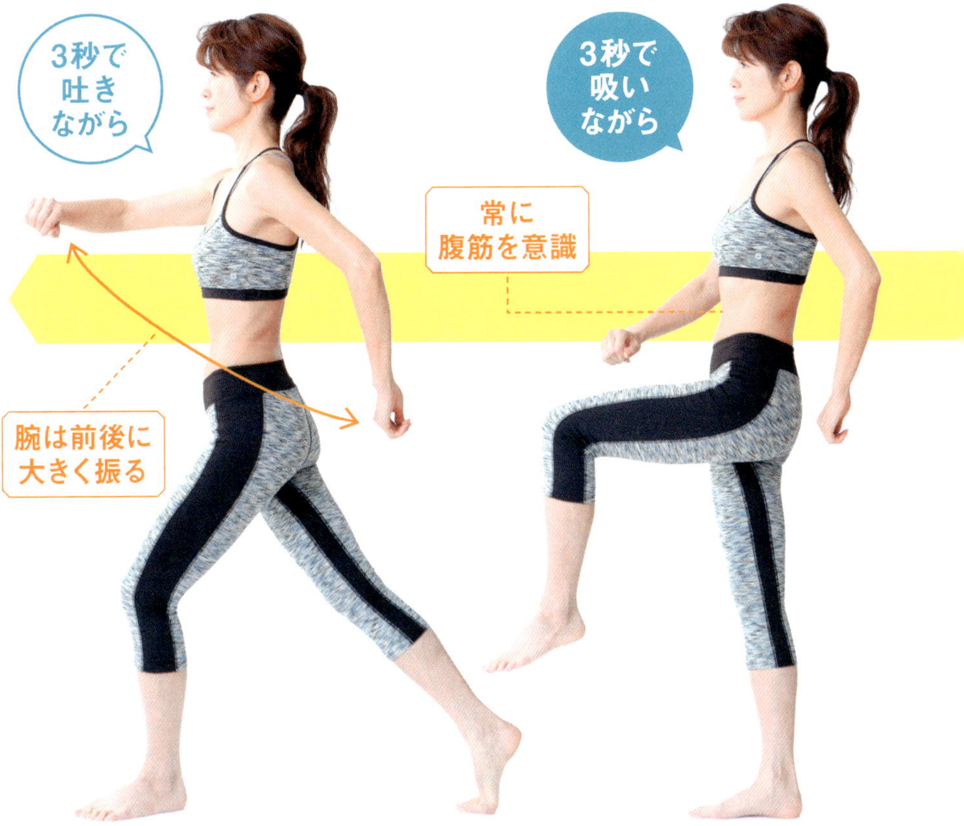
3秒で吸いながら
常に腹筋を意識
3秒で吐きながら
腕は前後に大きく振る

スローウォーキングを効果的に行うためのポイント④

**おうちの中で誰でもできるのが、スローウォーキングの最大の魅力。
ここでは、さらに効果をアップさせるための
ちょっとしたポイントをお伝えします。**

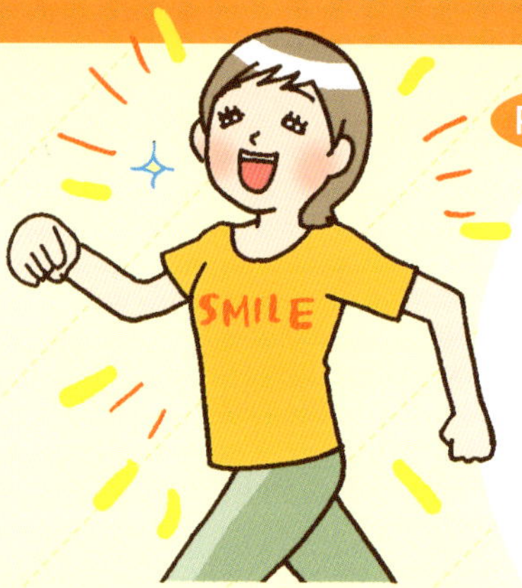

POINT 1 笑顔で行いましょう!

健康のため、美しさのためにとやる気満々で始めても、苦しいエクササイズは決して長続きしないもの。笑顔が出るくらいの余裕をもって行いましょう。継続こそが成功への近道です。

POINT 2 無理せずマイペースで!

続けることが大切とはいっても、体調がすぐれないとき、痛みがあるときは思いきって休みましょう。絶対に無理は禁物。自分の体とよく相談しながら、マイペースで行ってください。

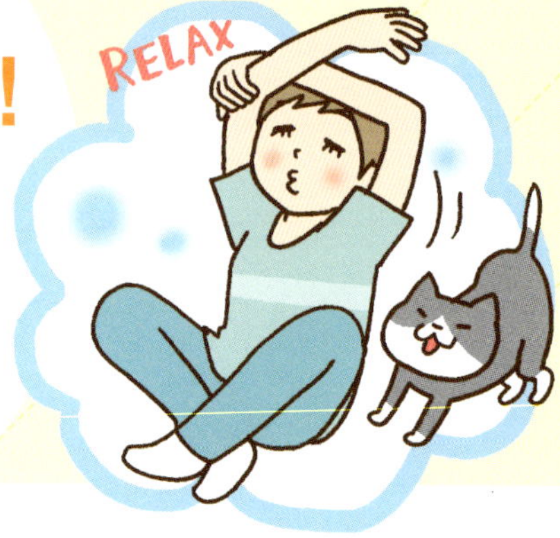

POINT

3 正しい姿勢をキープ！

どんなエクササイズでも、正しい姿勢で行わないと効果は激減。反対に正しい姿勢がとれていると、それだけでもボディラインが整ってきます。日頃から正しい姿勢を心がけましょう。

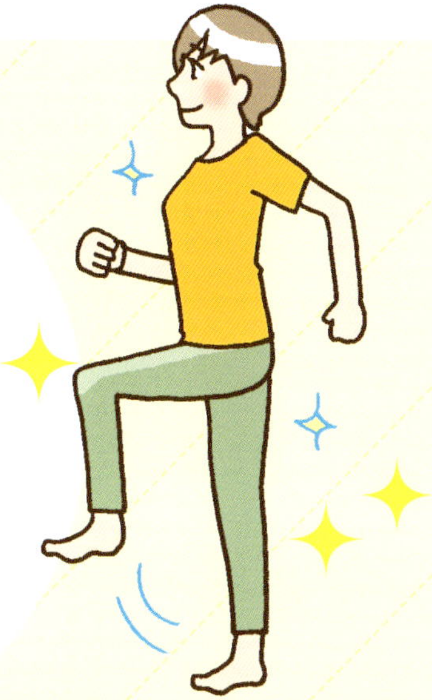

POINT

4 呼吸はリズム正しく！

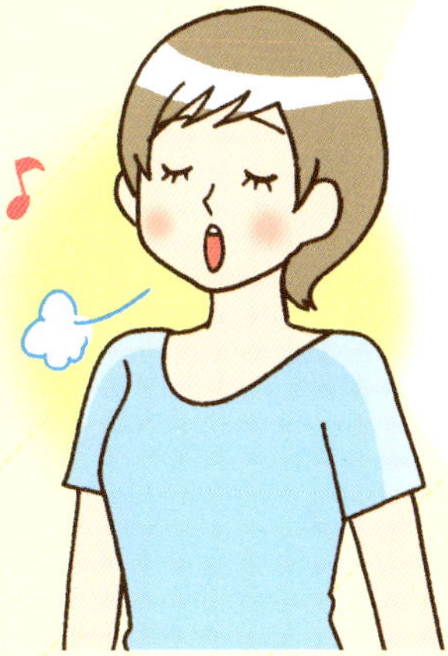

呼吸には基礎代謝量をアップさせる重要な役割があります。呼吸を意識しながら体を動かすと、効果が何倍にもアップします。呼吸のリズムに合わせて楽しく行いましょう。

自分の体型を確認して
エクササイズの効果をアップ！

このセルフチェックシートで、自分の体型をチェックして。
自分のタイプに合わせた動きを行うことで、P37からの
「プラスαのエクササイズ」の効果アップにもつながります。

以下の質問の当てはまるところに☑してください。A、B、Cのうち☑が３つ以上ついたものがあなたの体型。いずれも３つ以上☑がついた人は要注意。今すぐ改善の努力をスタートして！

A

- □ 水分はあまり取らない（１日に1.5L以下）
- □ 唐揚げ、フライなど脂っこいものが好き♥
- □ 湯船に入らず、シャワーで済ませることが多い
- □ おせんべいやケーキなど、つい間食をしてしまいがち
- □ 運動はほとんどしていない

B

- □ 食事は肉より野菜などの低カロリーなものを選びがちだ
- □ 仕事はどちらかというとデスクワークが中心
- □ 朝、目が覚めてもスッキリしないことが多い
- □ １回30分以上の運動を週2日以上行っている
- □ 下半身を触ると、冷たく感じる

C

- □「太っている」と言われることはあまりない
- □ やや猫背ぎみだと思う
- □ 温かい飲み物より、ジュースなど冷たいものの方が好き
- □ ヒールのある靴、パンプスをよく履く
- □ 最近、疲れたと感じることが多い

＊A、B、Cに重複して３つ以上☑がついた人は、自分の体型を鏡で確認し、見た目の体型が次ページからのどれに近いかを探すことで自分のタイプを選びます。A、B、Cのいずれも☑が２つ以下だった人は、現時点では体型的には大きな問題はありませんが、スローウォーキングを地道に実践して、現状キープを心がけ、時々はセルフチェックを行ないましょう。

Aに☑が3つ以上

体全体に
脂肪がつきやすい

リンゴ型
体型

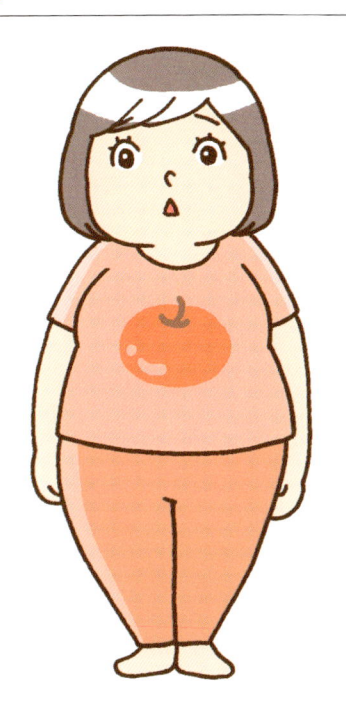

ぽっちゃり体型のリンゴ型は、運動不足がひとつの原因です。日頃から、汗をかいたり、基礎代謝を上げるように心がけることが大切。気軽にできるカンタン・エクササイズからスタートして、まずは短時間でもいいので、毎日行う習慣をつけましょう。また、リンゴ型の人には、呼吸をしっかり行うことでインナーマッスルが鍛えられ、痩せやすくなるという性質があります。呼吸と動きを合わせて行うスローウォーキングで、健康的にサイズダウンを！

健康を目指すためのおすすめ習慣

- カンタン・エクササイズ〜スローウォーキング
（1日1回、毎日行うことを目指しましょう）
- 入浴時はなるべく湯船に浸かって体を芯から温めて、代謝をアップ
- 気づいたときにP24〜25の呼吸法を
- 脂っこいものはできるだけランチタイムに食べましょう

Bに☑が3つ以上

上半身より下半身に
脂肪がつきやすい

洋ナシ型
体型

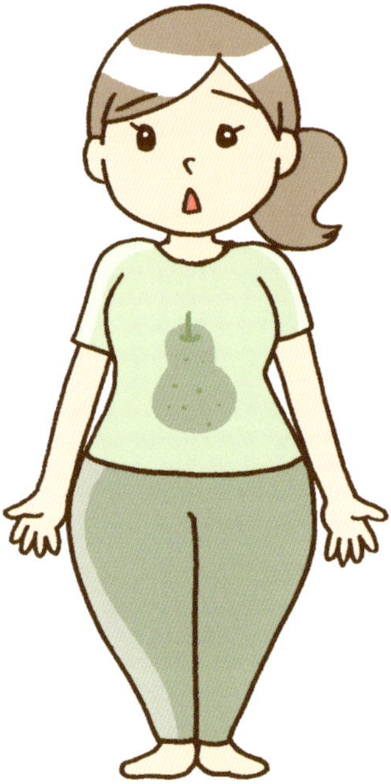

下半身にボリュームがある洋ナシ型体型。脂肪や老廃物が下半身にたまってしまうのが原因で、日本人女性に最も多く見られるタイプです。食事から取る脂質やエネルギーが不足して、基礎代謝を下げてしまい、結果的に上半身も貧弱になる傾向に。また、運動のしすぎでかえって疲れがたまり、この体型になってしまうことも。全身を適度に動かすプラスαのスローウォーキングで全身の血行をよくし、下半身のむくみをリセットしていきましょう。

健康を目指すためのおすすめ習慣

- プラスαのスローウォーキング
（運動が得意な人は、6種類を1セットずつ。苦手な人は1種類でもOK）
- ぬるめのお湯で半身浴もしくは足湯
- 下半身のセルフマッサージ
- オメガ3など体にいい脂質やエネルギー源を積極的に取り入れて

Ⓒに☑が3つ以上

太ってはいないが、
寸胴でメリハリなしの

バナナ型
体型

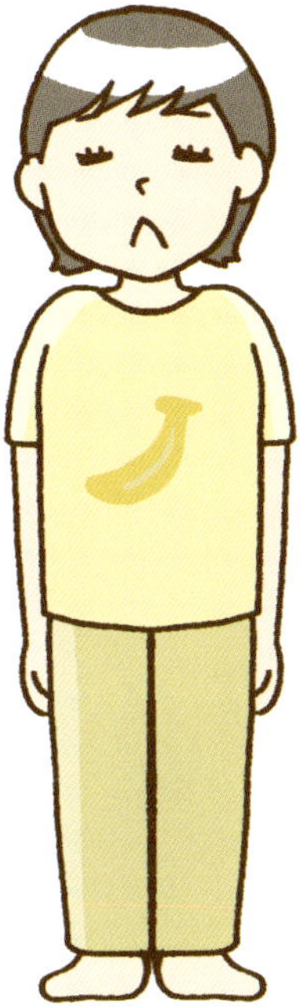

見た目はほっそり、メリハリのないボディのバナナ型体型。脂肪も筋肉量も少ないので、全身が冷えやすい状態になりがち。毎日プラスαのスローウォーキングを行うよう努力して、筋肉量を増やすことを心がけましょう。バナナ型には猫背の人が多いのも特徴。全身をしっかり動かすことに加え、上半身を意識したエクササイズを行うと姿勢の改善につながります。さらに深い呼吸を意識することでインナーマッスルも鍛えられ、腹筋がついて元気な体に！

健康を目指すためのおすすめ習慣

- プラスαのスローウォーキング
  (上半身を鍛える 1 2 3 を重点的に)
- 日常の中でP21～25の姿勢と呼吸の意識を心がけて
- 入浴時は湯船に浸かり、じっくり体を温めてあげて
- 体を温める食べもの(米食など)を積極的に取り入れて

COLUMN 1

普段の呼吸を見直すだけで健康的で痩せやすい体に!

私たちは普段、何気なく呼吸をしていますが、実は呼吸を意識するだけで、体にとってよい効果がたくさん生まれるのです。お腹をしっかり動かして深い呼吸を行うと、インナーマッスルが鍛えられ、ぽっこりお腹が解消されます。またお腹を刺激するので便秘にも効果大。さらに代謝機能が上がるので痩せやすくもなるのです。また呼吸を意識すると下腹部に注意がいきますので、自然と姿勢がよくなり、若々しい印象にもなります。このように、呼吸を見直すことで嬉しい効果がいっぱいなのです！　起床後や就寝前、日常いつでも気づいたときにお腹を意識した呼吸を行いましょう。

心と体は連動しています。緊張や焦り、怒りを感じたときは呼吸が浅くなっているもの。そんなときはゆっくりと深い呼吸を。それだけで落ち着き、心が穏やかになります。

忙しい生活の中で常に何かに追われているように感じたり、自分を見失いがちなときには、ゆっくりと深い呼吸を行い、自分を見直す時間をつくってみましょう。日々の生活に彩りも生まれます。

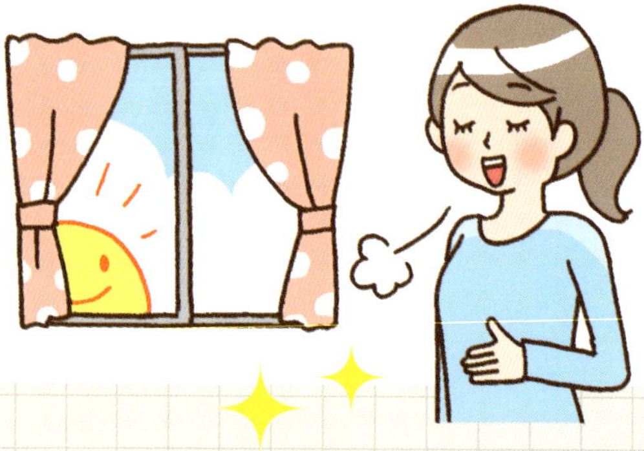

CHAPTER

2

体の各部位に刺激を与えてもっと元気&健康に！

プラスαのスローウォーキング

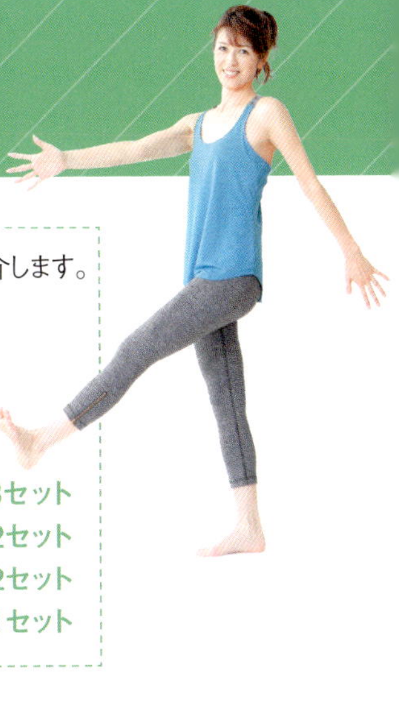

回数の目安

ここでは体の部位別に刺激を与えるエクササイズを紹介します。

どのエクササイズも
【［6秒＝1歩］×6歩】が1セットです。

回数はあくまで目安ですので、
体調等に合わせて無理なく行ってください。

- **気になる部分1箇所集中コース** ……… **1～6いずれかを3セット**
- **上半身集中コース** ……………………… **1～3を各2セット**
- **下半身集中コース** ……………………… **4～5を各2セット**
- **全身くまなくコース** …………………… **1～6を各1セット**

※6は全身ストレッチと調整の役割をしますので、すべて行わない場合でも、
ほかのエクササイズと組み合わせて行うとより効果的です（最低1セット）。

1 肩こり解消 代謝アップウォーキング

肩甲骨をしっかり動かして開閉リズムを整えることで、姿勢を正して代謝を上げ、痩せやすい体に。ヒジを後ろに引くときに胸を開くことを意識すると、呼吸もしやすくなります。

正しい姿勢でスタート!

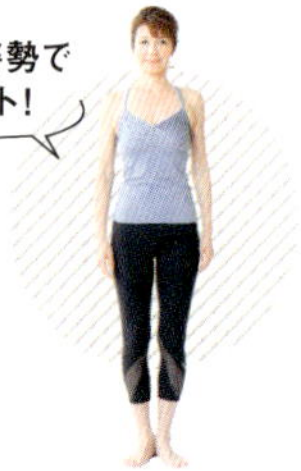

3秒で吸いながら

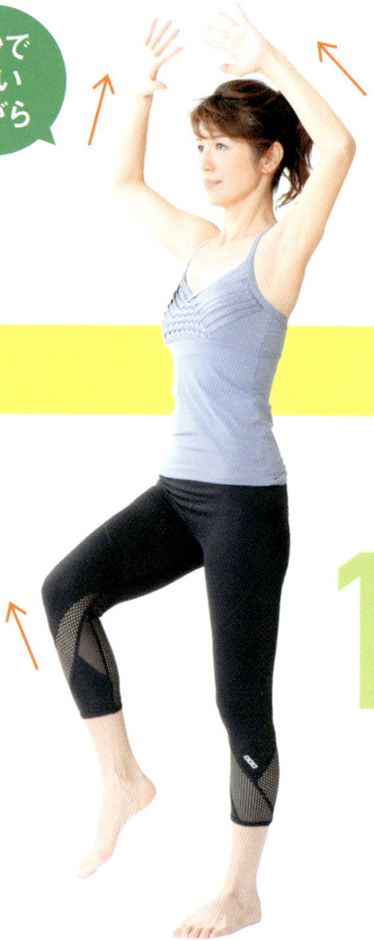

1

片足立ちできる程度にヒザを上げ、同時に両手を頭の上まで上げます。手の平を前に向けてヒジを開いて曲げ、ひし形をつくります。

3

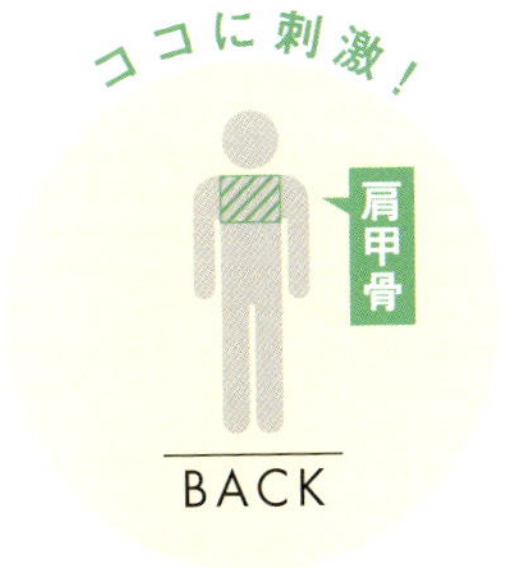

［6秒＝1歩］×6歩＝1セット

肩こり改善に加え、顔や首まわりもスッキリ!

難易度レベル1

2 肩甲骨を寄せるようにヒジを斜め後ろに引きながら、上げた足を大きく前に出して1歩。再び後ろ足を引き上げて、1のポーズへ。目線は常に前を見ること。

3秒で吐きながら

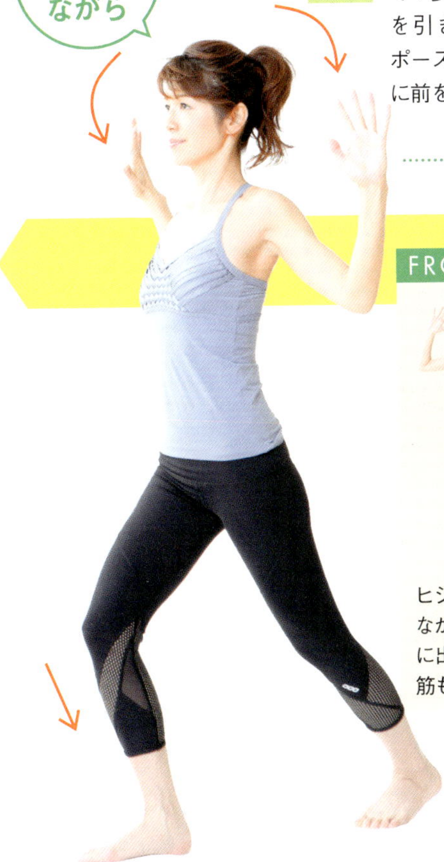

コレはNG!

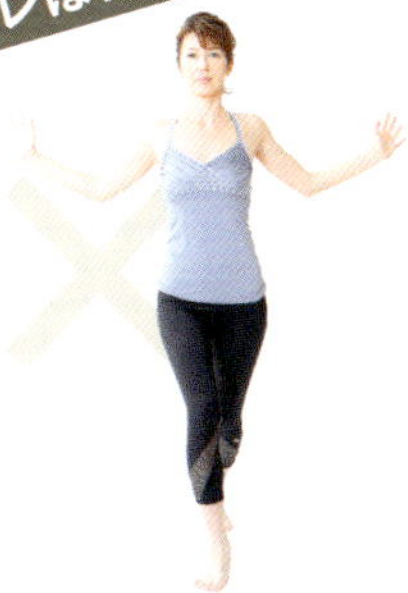

ヒジを伸ばしてしまうと負荷がかからないため、ヒジの角度をキープして行いましょう。

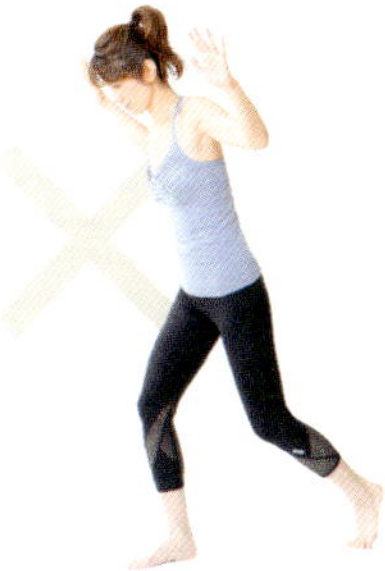

ヒジを後ろではなく下に下げたり、上半身を前に倒してしまうのも、胸が開かないのでNGです。

FRONT

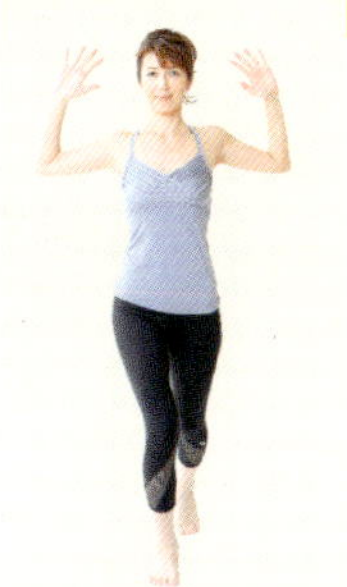

ヒジを後ろに引きながらゆっくり前に出ることで、腹筋も締まります。

2 背中もたつき解消ウォーキング

腕を前から後ろに大きくまわすことで、背中全体のぜい肉にアプローチ。足を前に出したときに、ヒジをウエストに近づける感じでグッと引き寄せると、脇腹もキュッと締まります。

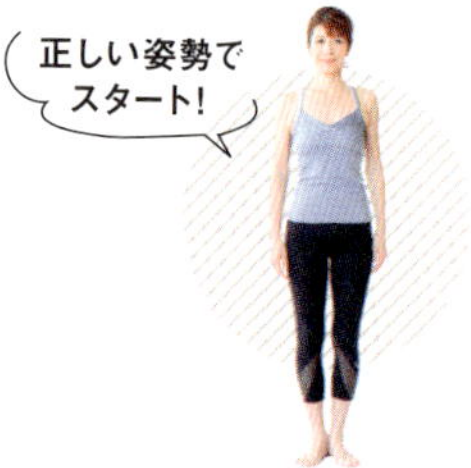

3秒で吸いながら

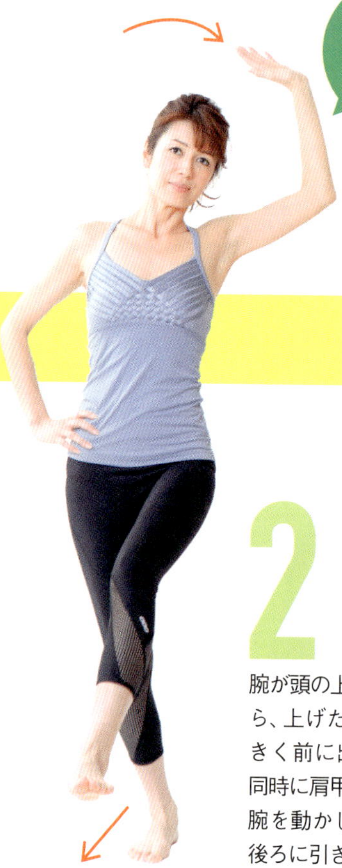

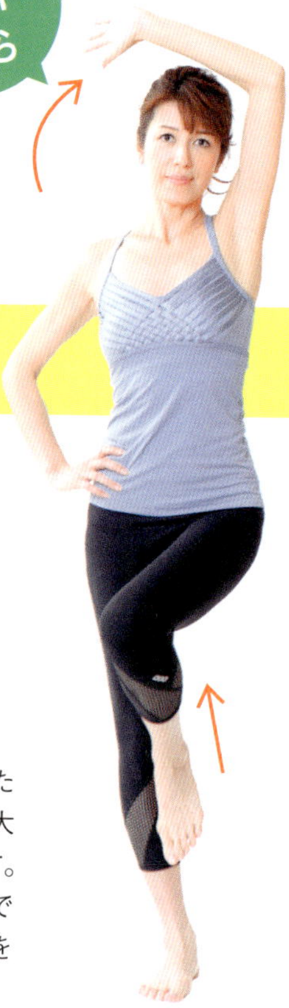

1

右手を腰に当てます。左ヒザを上げながら、体の前で大きく円を描くように左腕を上げます。ヒジで円を描くイメージです。

2

腕が頭の上まできたら、上げた左足を大きく前に出します。同時に肩甲骨全体で腕を動かし、ヒジを後ろに引きます。

4

ココに刺激！

BACK

［6秒＝1歩］×6歩＝1セット

姿勢がよくなり若々しく！　腹筋もつく！

難易度レベル2

3

左足が着地したら、円を描くように動かしている左ヒジをウエストまでグッと寄せます。これで1歩です。手と足を変えて1へ。

3秒で吐きながら

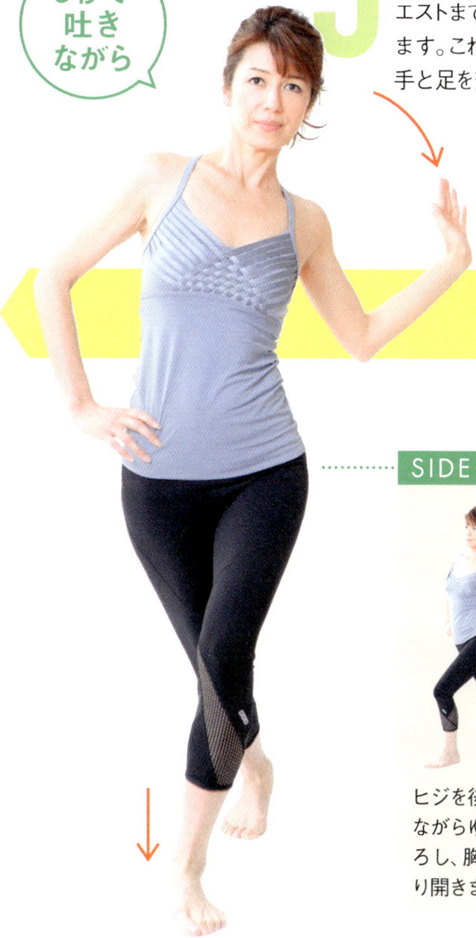

SIDE

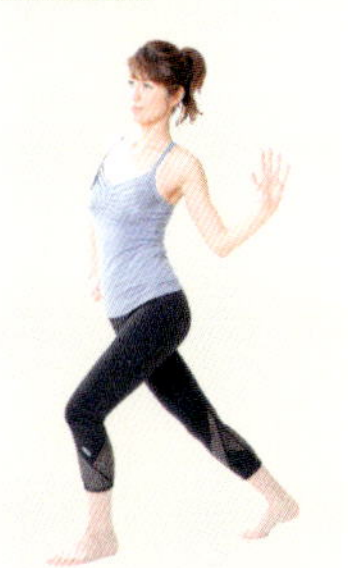

ヒジを後ろに引きながらゆっくり下ろし、胸をしっかり開きます。

コレはNG!

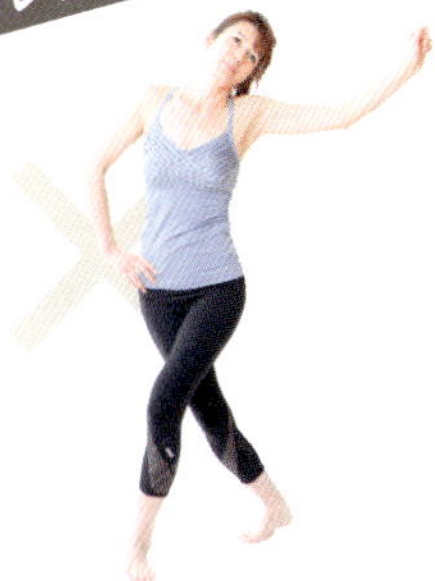

ヒジが伸びたり、首や体が大きく傾むくと負荷がかからず効果は激減。正しい姿勢をキープして。

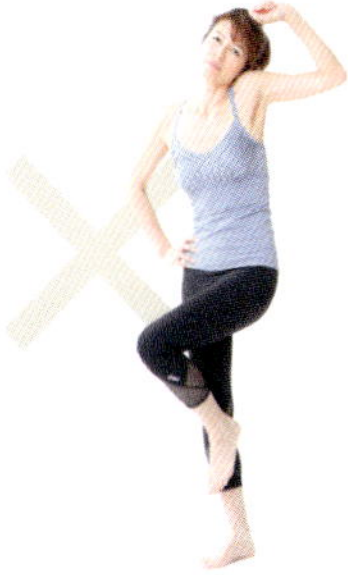

腕をまわすときに肩が上がる、首が後ろに倒れるのはNG。肩の位置はキープし肩甲骨を意識して。

3 ウエストキュッとウォーキング

両腕を肩の高さに上げてヒジを90°に曲げ、出した足側に上半身をゆっくりとひねります。両ヒジを一直線上においてひねると、ウエストが締まりくびれをつくります。

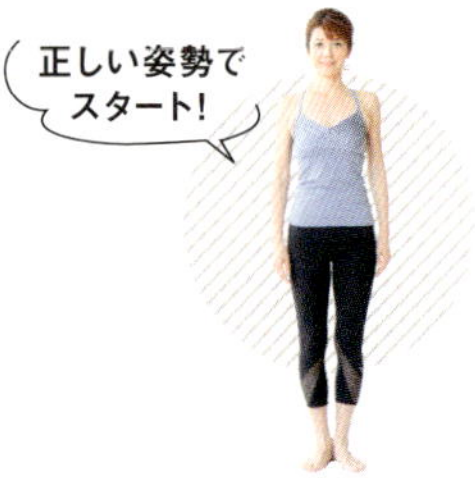

3秒で吸いながら

1

左ヒザを上げながら両腕を上げます。ヒジを肩の高さで直角に曲げてキープし、手は軽く握って腕を上げたまま行います。

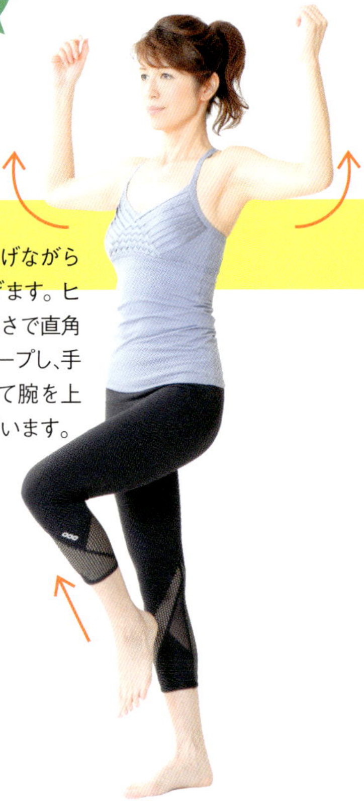

2

上げた左足を大きく前に出しながら、腕と一緒に上半身を左にひねり始めます。顔は正面のまま、目線は前に残します。

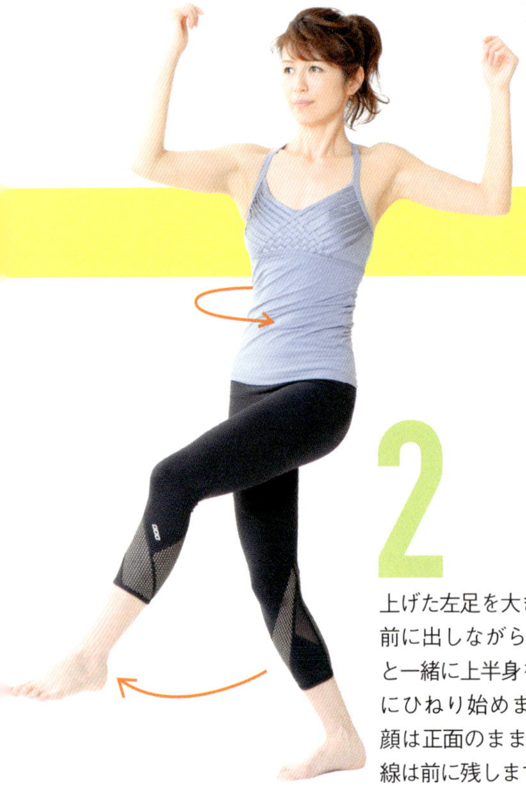

ココに刺激！

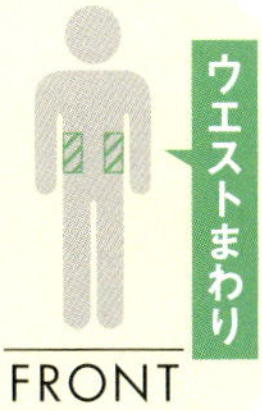

［6秒＝1歩］× 6歩 ＝ 1セット

難易度レベル 2

くびれができて、腰痛の緩和にもなる！

3

腕と上半身をできるところまでひねり、左足を着地します。これで1歩です。腕の位置をキープしたまま1に戻り2歩目へ。

3秒で吐きながら

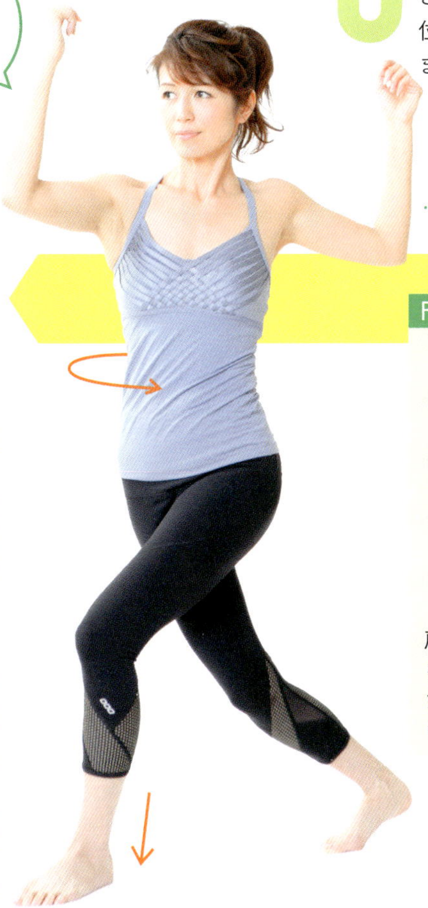

コレはNG!

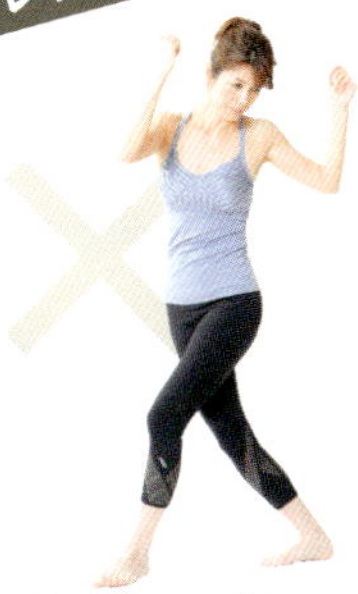

体をひねらず腕だけ前に出したり、ヒジの位置が下がってはダメ。顔を横に向けるのもNGです。

FRONT

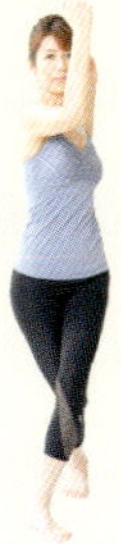

肩とヒジのラインを水平に保ったまま、限界までひねります。

5

4 むくみ改善ウォーキング

股関節を内から外へまわしながら足を上げ、中央線をまたぐように斜め前に1歩出して、キメポーズ。股関節をほぐして鍛え、ウエストまわりと背中のもたつきをスッキリさせます。

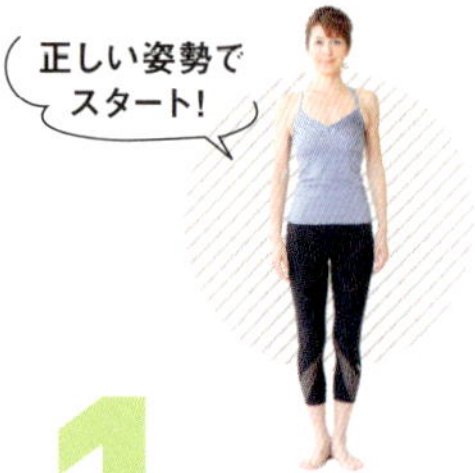

3秒で吸いながら

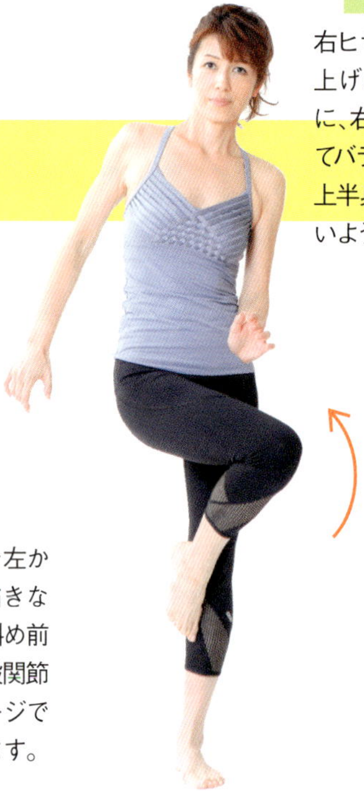

1

右ヒザを左上に引き上げます。左手は前に、右手は横に広げてバランスを取ります。上半身が前に倒れないように注意して。

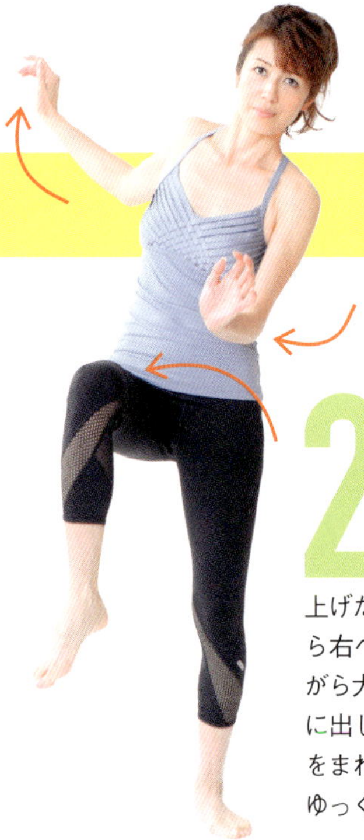

2

上げた右ヒザを左から右へ、円を描きながら大きく右斜め前に出します。股関節をまわすイメージでゆっくり行います。

6

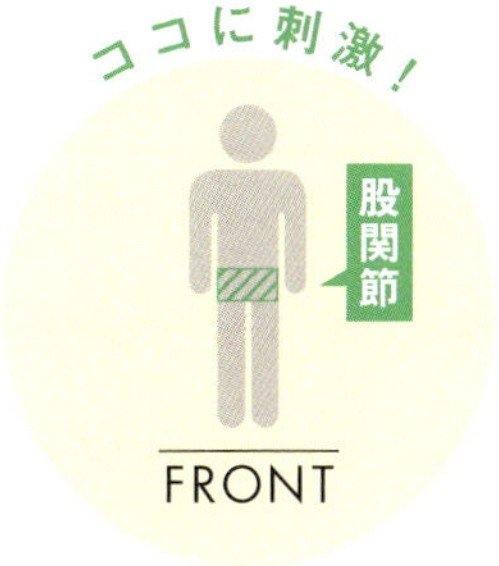

［6秒＝1歩］×**6歩**＝**1セット**

難易度レベル 3

むくみの改善や下半身太りに効果大！

3

右足をゆっくりと着地させながら、左腕を前、右腕を横に伸ばし、重心を右足に移します。背筋をピンと伸ばしたら1歩です。

3秒で吐きながら

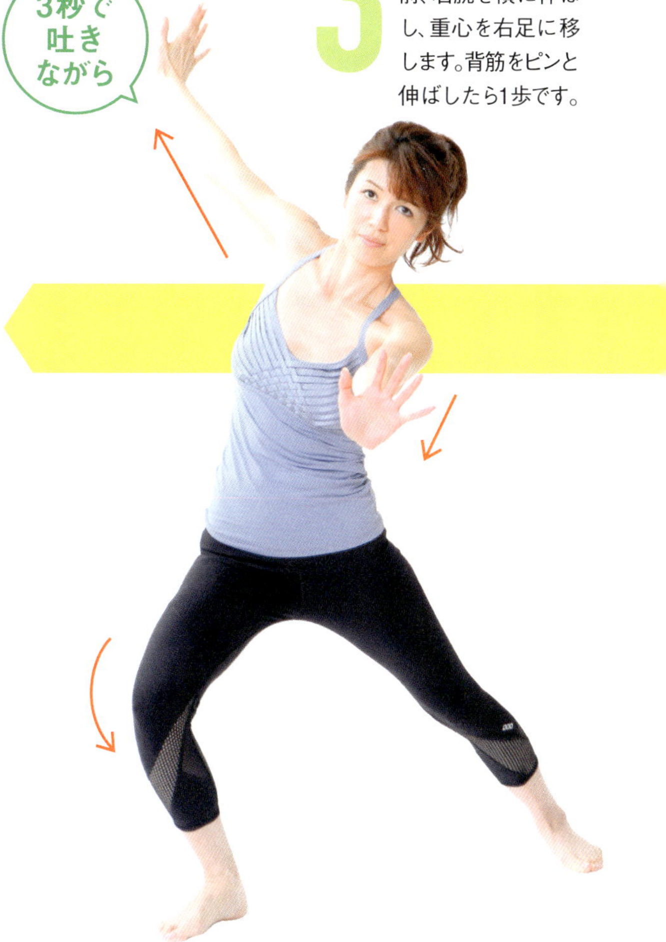

コレはNG!

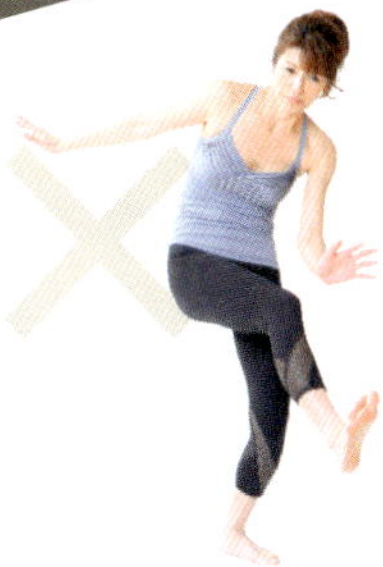

足全体をまわそうとすると、股関節が大きく動きません。前のめりにもなるのでヒザを使って。

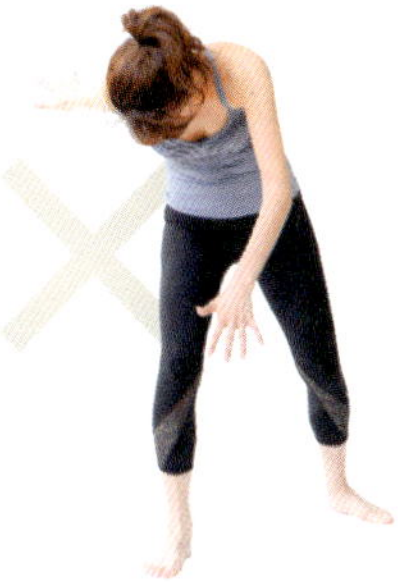

上半身が倒れないよう、最後のキメポーズまで背筋をピンと伸ばせば、ウエストもキュッとします。

5 お尻＆内もも引き締めウォーキング

ゆっくりと大きく横歩き。足を開くときにヒザを曲げ、内股を寄せるように揃えれば、気になるお尻と内ももがキュッ！
一緒に腕を上げて開閉することで、バストアップ効果も！

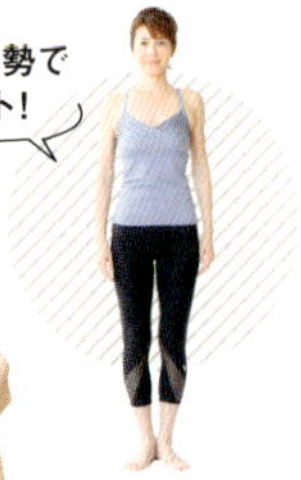

2 右足を大きく横に出しながら両ヒジを開きます。足はつま先を開いたまま動かし、着地するときにヒザを曲げ、腰を落とします。

3秒で吐きながら

3秒で吸いながら

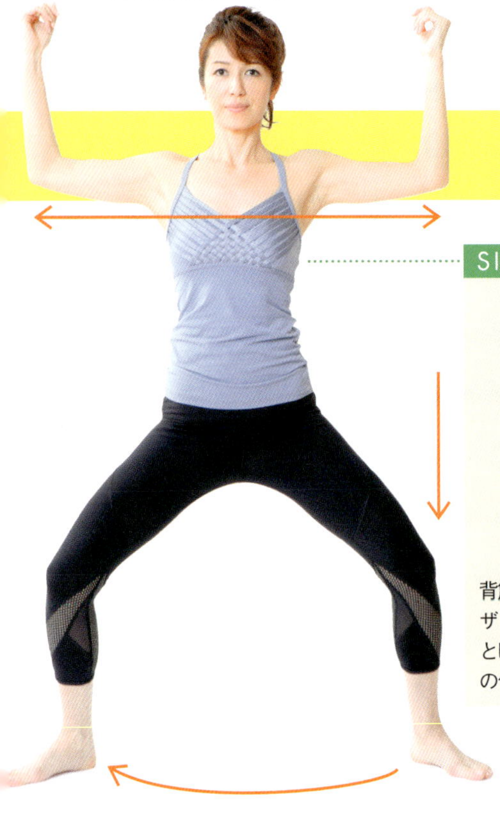

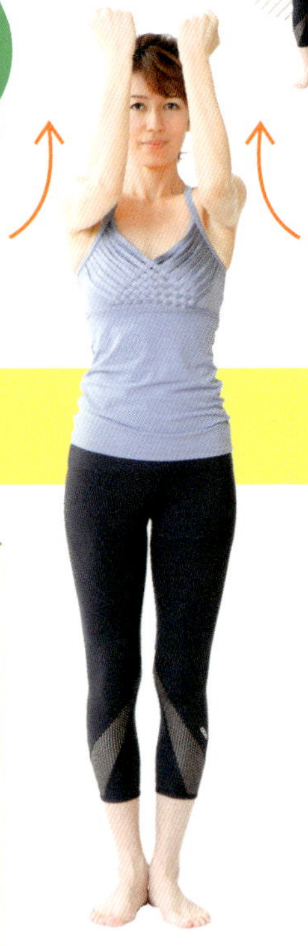

SIDE

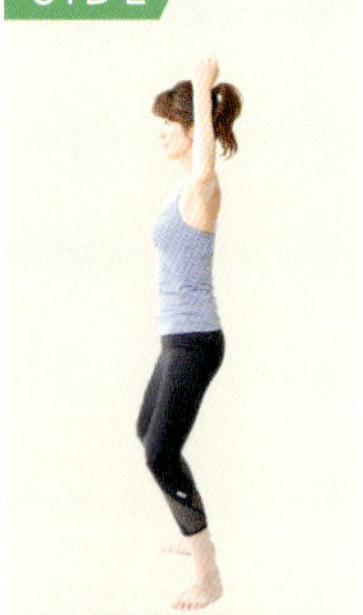

背筋を伸ばしてヒザを曲げ、腰を落とします。ヒジは肩の位置をキープ。

1 ヒジを直角に曲げて前に出し、肩の位置まで上げて内側に少し寄せます。手は軽く握り内側に向け、つま先は45°をキープ。

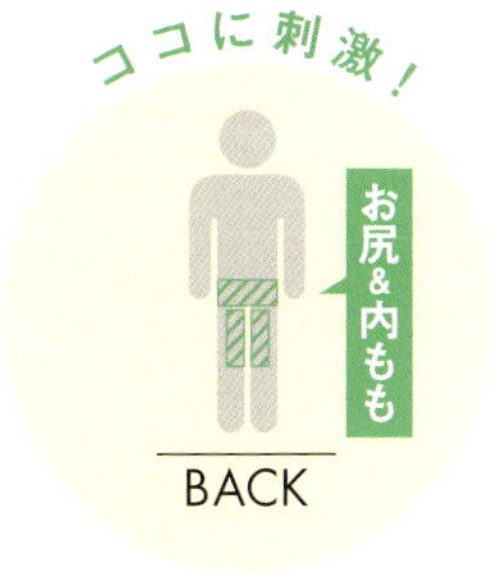

［6秒＝1歩］×6歩＝1セット

難易度 レベル 2

内股のたるみを改善、引き締まった下半身に！

コレはNG!

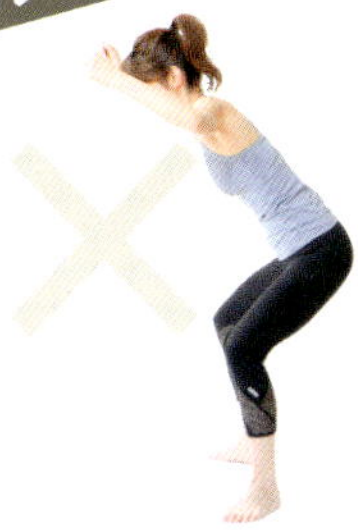

腰を落としすぎると、お尻とお腹が出て前のめりに。正しい姿勢をキープできる程度に落として。

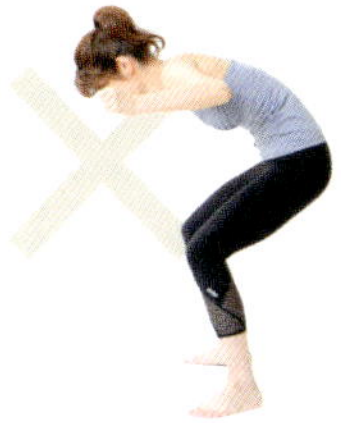

背中が丸まったり、ヒジが下がったりすると効きません。目線やヒジの位置も常に意識して。

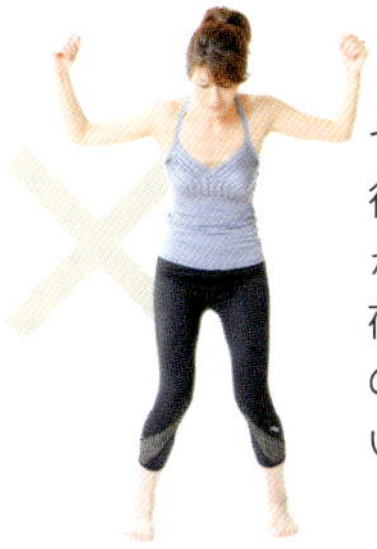

つま先を閉じて行うとヒザが開かず内股に。負荷がかからないので、45°に開いたまま行って。

7

3秒で吸いながら

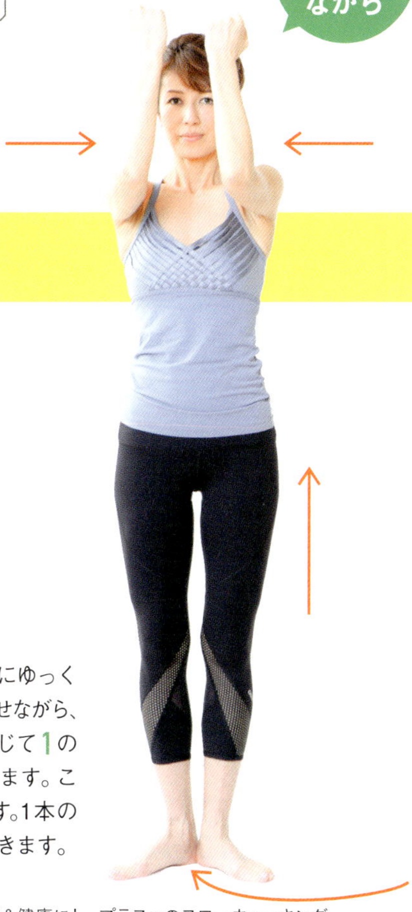

3

左足を右足にゆっくりと引き寄せながら、両ヒジを閉じて1の姿勢に戻します。これで1歩です。1本の線の上を歩きます。

6 全身スッキリ伸び〜るウォーキング

足をクロスさせるように斜め前に出し、反対の腕を上にしっかり伸ばすことで、全身の筋肉が自然に伸びます。ウエストや背中、二の腕、足と、気になる箇所を一気に引き締め！

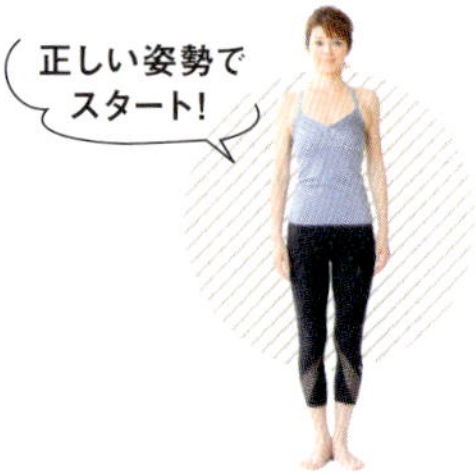

3秒で吸いながら

2 そのまま右足をクロスさせて左斜め前に出し、ヒザを曲げて着地します。右腕は後ろの足首を触るイメージで下ろし、左腕はさらに上げます。

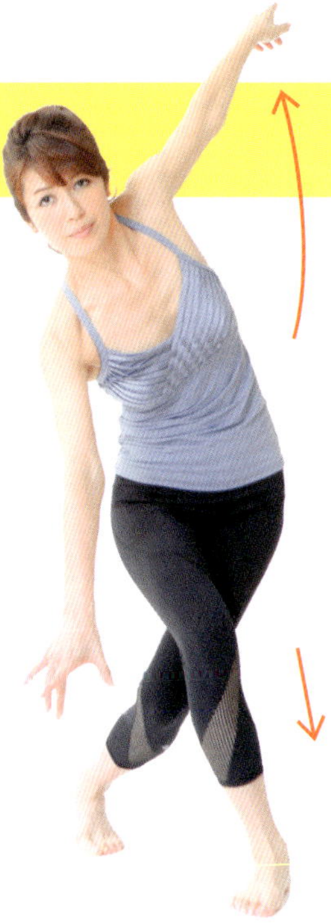

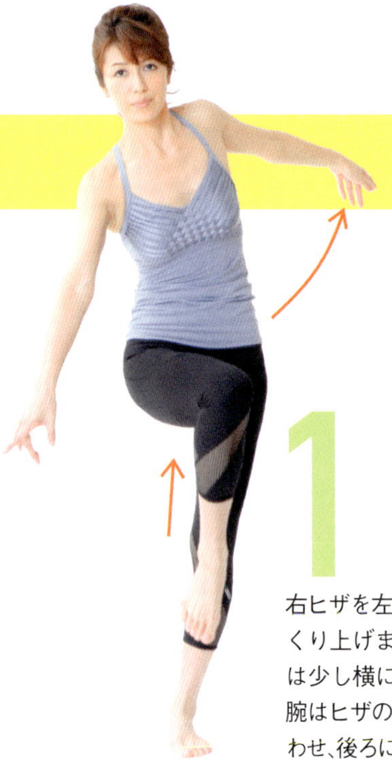

1 右ヒザを左上にゆっくり上げます。右腕は少し横に開き、左腕はヒザの動きに合わせ、後ろにまわすように上げていきます。

ココに刺激！

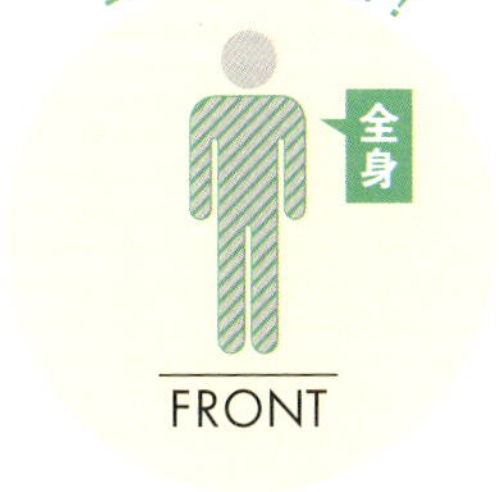

［6秒＝1歩］×**6歩＝1セット**

難易度レベル3

体全体のこわばりが取れて、美姿勢に！

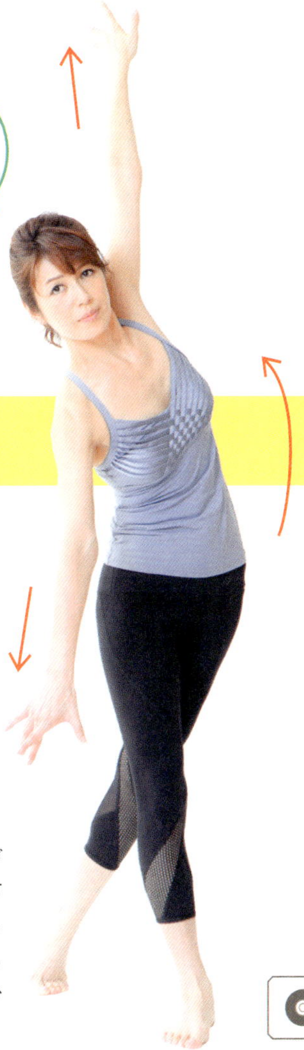

3秒で吐きながら

3

両ヒザを伸ばしながら同時に両腕も上下に伸ばします。さらに、左脇腹を伸ばしながら右側に体を少し倒します。

8

コレはNG!

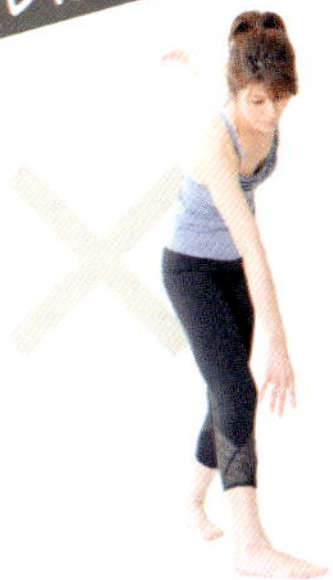

つま先が閉じていたり、つま先から着地すると効果が激減。また目線が下になるのもダメです。

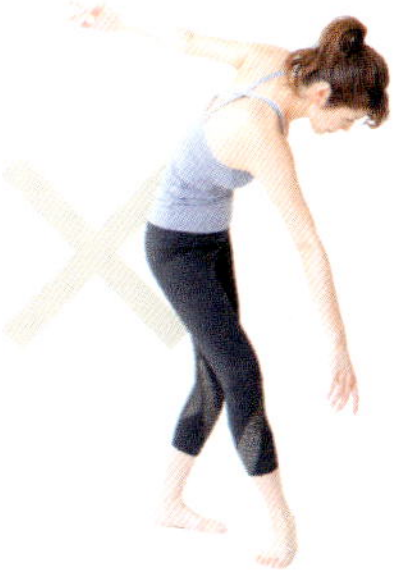

肩が入りすぎたり、腰が丸まるとお腹に力が入らなくなるのでNG。常に腹筋を意識しましょう。

超初級者のための カンタン・エクササイズ

スローウォーキングが 難しい人はここから!

運動に慣れていなくてスローウォーキングが難しいという人は、
このカンタン・エクササイズからスタートを。
まっすぐ歩く、立ったまま腕を振る、のカンタン動作なのに代謝アップの効果あり。
まずは体を動かす習慣を身につけていきましょう。

A まっすぐ歩く

意識したいのは“1本の線”と“土踏まず”。畳の場合はヘリに、フローリングなら板の継ぎ目に沿って、土踏まずを前に見せるように1・2・1・2のテンポでゆっくり歩きます。

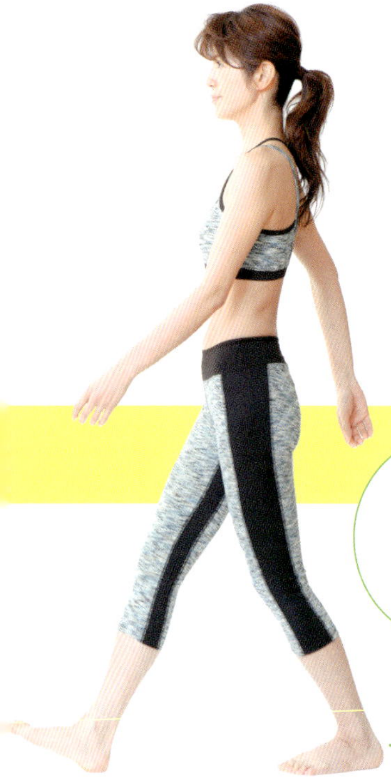

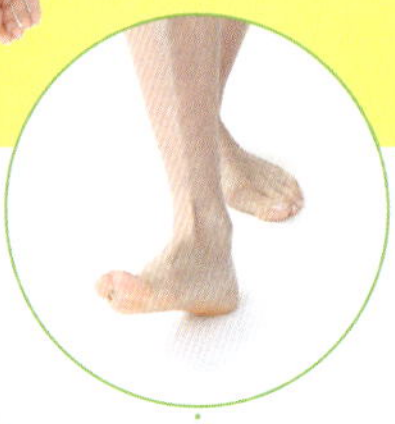

1

正しい姿勢から、おへそを引き上げるように意識しながらヒザを上げ、土踏まずを重ねるように、ヒザ下を伸ばします。

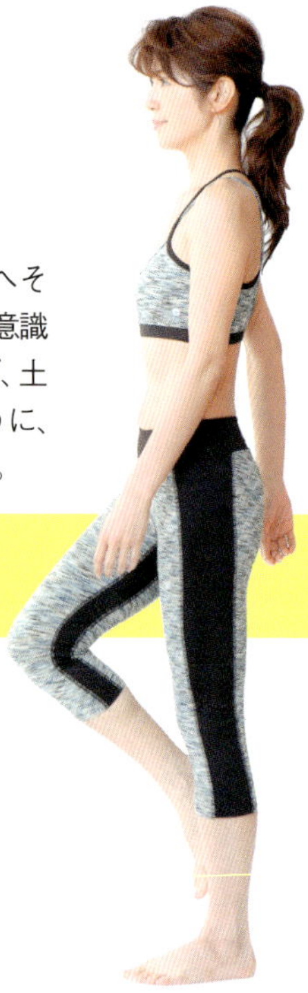

コレはNG!

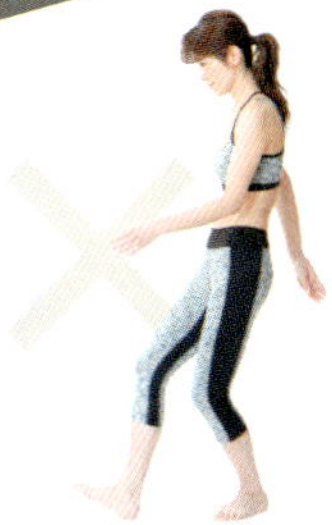

ヒザを曲げてダラダラ歩く

ハイヒールを履く人に多い歩き方。腰まで落ちて下腹部が出る原因に。内股にもなりがちです。

つま先からちょこちょこ歩く

つま先から着地すると重心がズレて前のめりに。ヒザや腰に負担をかけたり、猫背の原因にも。

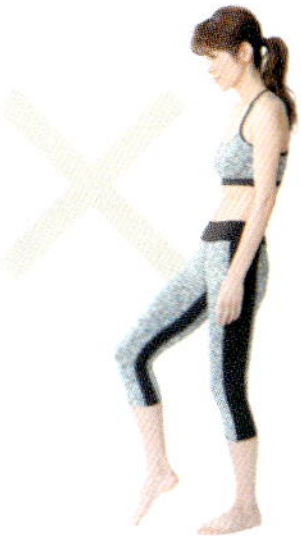

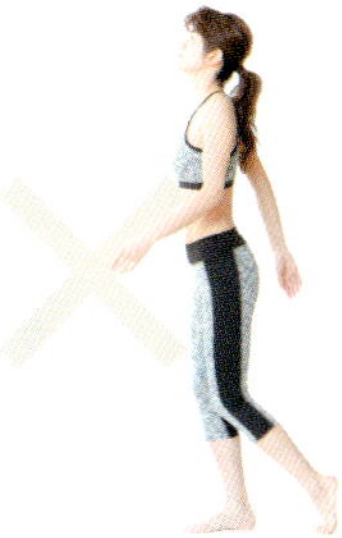

胸を突き出してのけ反って歩く

胸を張りすぎるとアゴが上がりお尻もぽっこり。不格好な姿勢になって背中に負担がかかります。

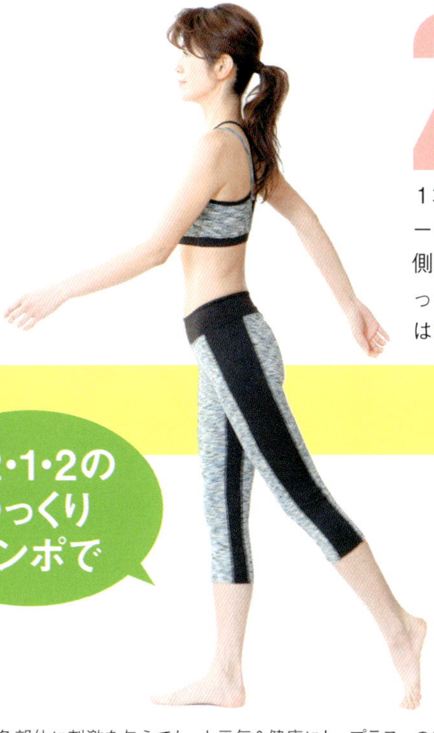

2

１本の線の上を歩くイメージで、つま先は軽く外側に向け、かかとからゆっくり着地します。歩幅は自然な１歩でOKです。

3

着地した足はまっすぐ伸ばし、重心を後ろから前に移します。腕はヒジを軽く曲げ、後ろに大きく振って踏み出します。

1·2·1·2のゆっくりテンポで

B 壁スッキリエクサ

壁に体の背面を軽くつけ、腕をゆっくり上げ下げするだけで、体の詰まりが取れてスッキリ。胸が開くため呼吸がスムーズになるほか、姿勢がよくなり肩こりにも効果的です。

1 壁の前に立ち、正しい姿勢から足を腰幅に開きます。手の平を後ろの壁につけ、そのまま体の後ろ側も壁につけます。

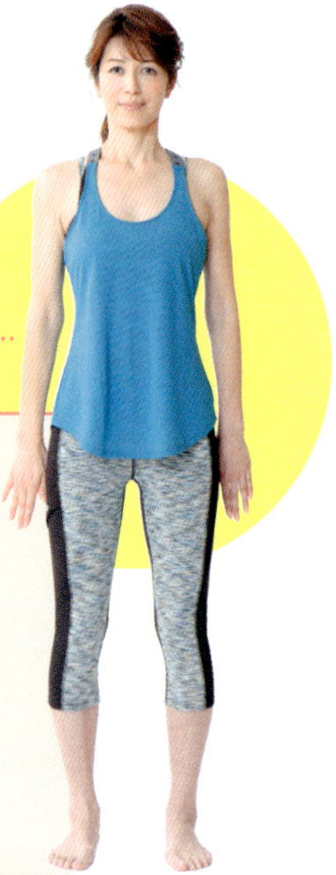

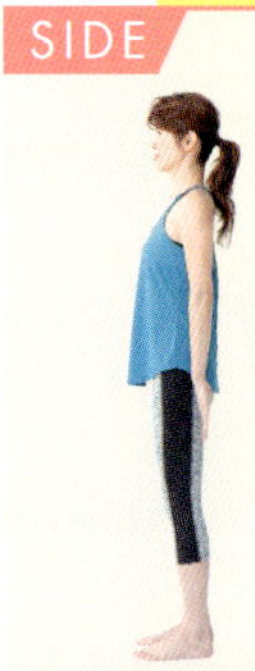

後頭部、肩甲骨、お尻、かかとの4点を壁に軽くつけ、正しい姿勢をキープ。

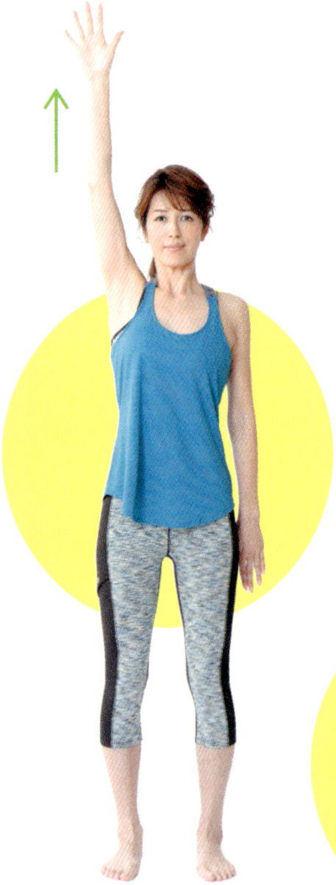

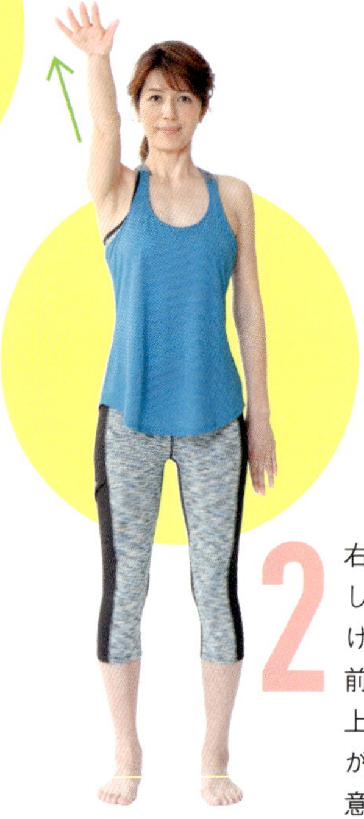

2 右腕をまっすぐ伸ばしたまま4～6秒かけて息を吸いながら、前から上にゆっくり上げます。一緒に肩が上がらないよう注意。

3 手の甲が壁に触れるまで上げたら、次に息を吐きながら4～6秒でゆっくり腕を下げます。同様に反対の腕も行います。

09

C 3秒腕振りエクサ

その場でゆっくりリズムを取りながら腕振りを行い、肩甲骨をスムーズに動かします。これで、血行がよくなり体が温まります。

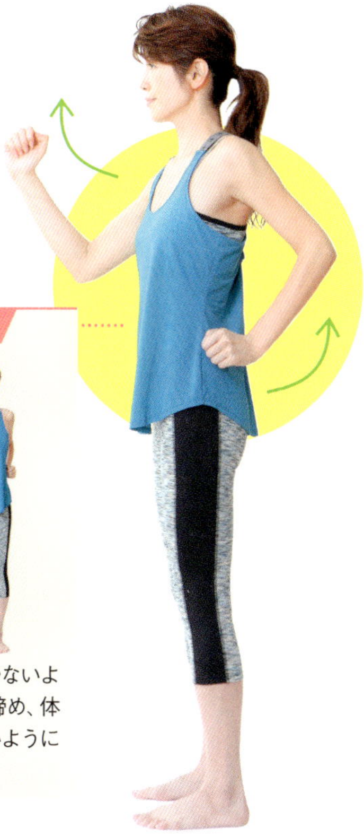

FRONT

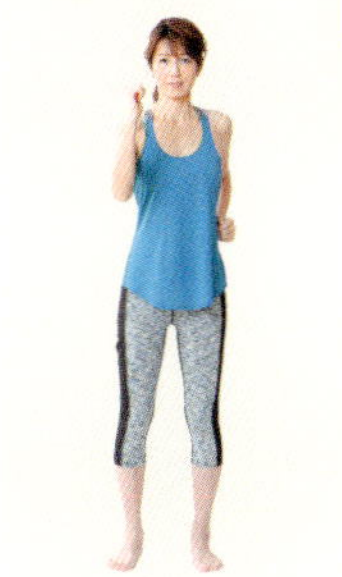

ヒジが開かないように脇を締め、体がブレないように行います。

1 正しい姿勢から足を腰幅に開き、両腕を直角に曲げ、片腕を前に反対の腕を後ろに、3秒かけてゆっくりと振ります。

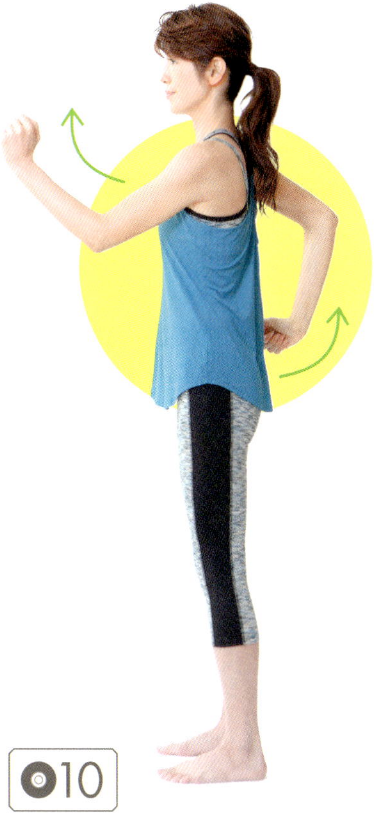

2 次に前後の振りを同様にゆっくりと変えます。呼吸は一振りごとに3秒で吸い、3秒で吐く、を繰り返します。

10

COLUMN 2

足の裏には体の不調を整えるさまざまなツボが！

首や肩のこりや冷え、胃腸の不調、腰痛など、多くの方がさまざまな体の悩みを抱えていることと思います。手軽にできるカンタン解消法としておすすめなのが、足裏を刺激すること。足の裏には「反射区」と呼ばれるさまざまなツボが存在します。でもツボの位置がよくわからない。そこでおすすめしたいのがゴルフボールを使ってのマッサージです。

ゴルフボールを足裏で踏みながらコロコロ転がしてマッサージするだけ。痛いと思ったところを重点的にコロコロしましょう。テレビを見ながらや、友達との電話の合間などでもカンタンに行えるので、時間のない方にもおすすめです。強さの目安は、イタ気持ちいい程度。ゆっくり転がしたり、一箇所をギューッと押すなど、いろいろやってみましょう。ポイントはツボを押すとき、転がすときに息をフーッと吐きながらやること。ゆったりとした気持ちで行うことでさらにリラックス効果が加わり、体もさらにリフレッシュします。数分間やるだけでも、終わったあとは体がほぐれ、ポカポカしてくるのがわかります。

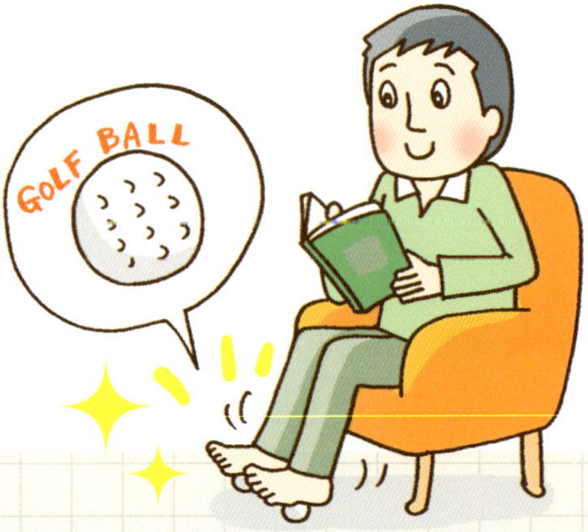

CHAPTER

3

知りたい、聞きたい！

スローウォーキングQ&A

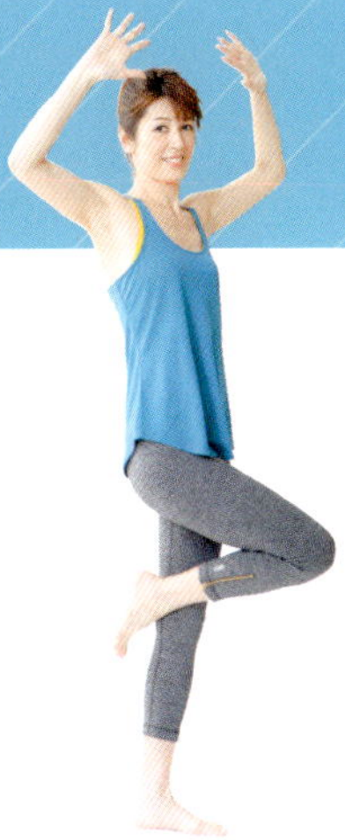

Q1

普段ほとんど運動をしていません。チャレンジしたいと思うのですが、こんな私でもできるでしょうか？

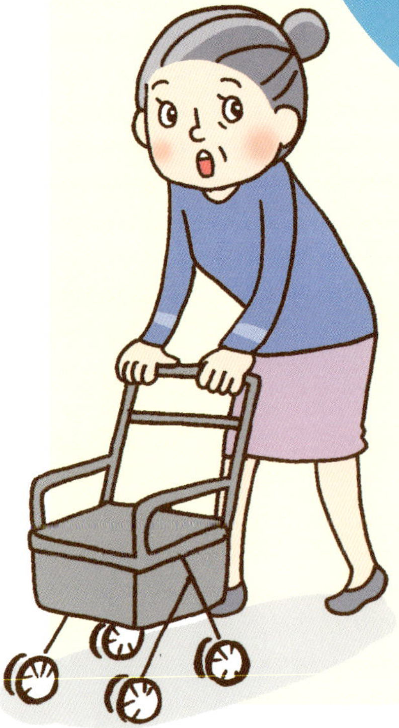

A もちろん！　カンタン・気軽にどんな人でも行えます

　スポーツが苦手な人や、普段あまり体を動かさないという人も、普段着で、おうちの中で、気軽に行っていただけるのがスローウォーキングのいいところです。自信のない人は、まずはP50〜53のカンタン・エクササイズから始めてみましょう。続けるうちに、きっと体の変化を感じるようになるでしょう。

A まずは正しい姿勢と呼吸法をマスターしましょう

あまり運動をしたことがない人は、呼吸に合わせて体を動かすこと自体、難しく感じるかもしれません。まず大切なのは姿勢と呼吸法。P21～25でこの２つをしっかりマスターし、呼吸のリズムに慣れてきたところで、少しずつ足や腕の動きをプラスしていきましょう。姿勢と呼吸が変わるだけでも効果が出ます。

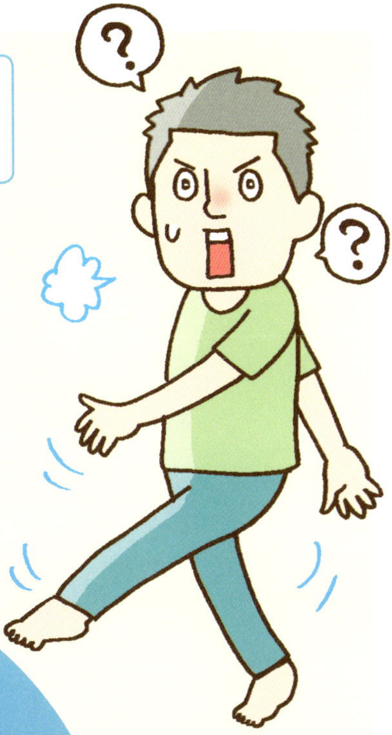

Q2

呼吸を意識しすぎるせいか、足や腕に気がまわらなくて、上手に動きが合わせられないんですが。。。

Q3

忙しくて忘れたり、疲れてしまってやる気が起きないことも。。。毎日続けないとダメですか？

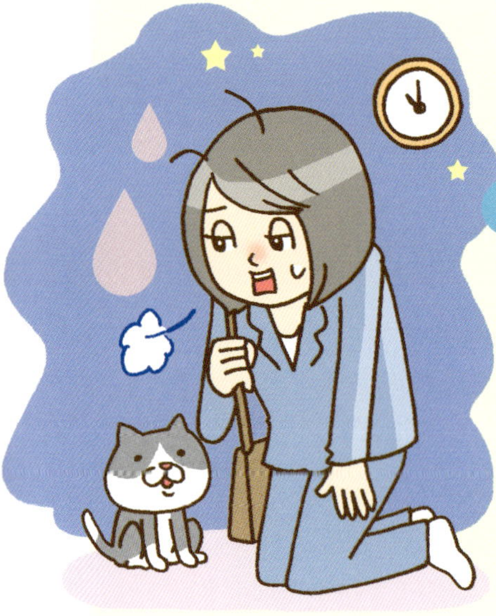

A 体調や状況に合わせてマイペースでOKです

短時間でも毎日継続して行うことが理想ですが、ときには気分が乗らなかったり、面倒になってしまうこともあるでしょう。そんなときは無理せずお休みをして、次の日から気分も新たに始めてください。また、ある程度の期間継続することで体が変わり、その変化を感じるようになれば、自然とやる気が出てきます。

A ライフスタイルに合わせた時間帯でOK!!

それぞれのライフスタイルに合わせて、都合のいい時間に行ってください。ただし体を休める就寝前だけは避けましょう。集中して時間が取れない場合は、家事の合間に基本のスローウォーキング、入浴前に「ウエストキュッと」のみ行う、といった具合に生活の中に分散させ、習慣付けて行うのも継続するための一案。

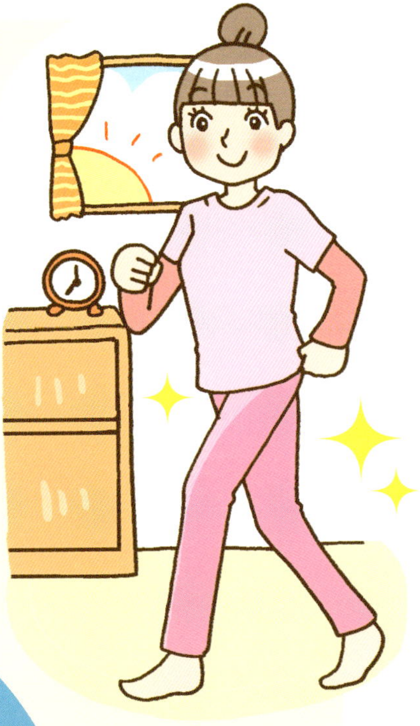

Q4

スローウォーキングを実践するのに、より効果的な時間帯ってありますか？

Q5

基本のスローウォーキングを1セット行うだけで精一杯です。それでも効果はありますか?

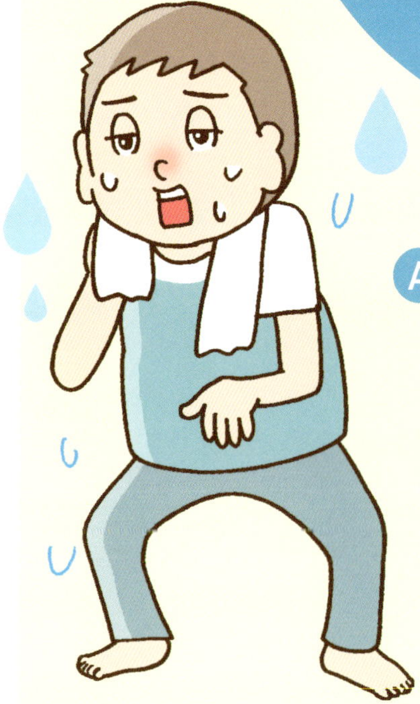

A 正しい方法で行えばきっと変化が表れます!

無理なくマイペースで、がポイントですから、もちろん1セットだけでもOK。姿勢と呼吸を意識して、正しい方法で続けていくうちに、次第に体力がついてきて、2セット、3セットと行えるようになっていきます。焦らず自分のペースで続けることで体は変わっていきます。楽しみながら頑張りましょう。

Q6

エクササイズを行う回数に目安はありますか？

これまでお伝えしてきたように、スローウォーキングを楽しく無理なく、継続して続けることが、健康のための一番のポイントです。あくまでそれぞれのペースや体の状態に合わせて行うことが大前提ですが、参考までに、いくつかの目安をあげておきます。運動初心者をレベル１とし、慣れるに従ってレベルアップしていきます。

レベル1（運動初心者）
カンタン・エクササイズのみ

レベル2
カンタン・エクササイズ＋
基本のスローウォーキング
1セット

レベル3
レベル2＋
ステップアップの
スローウォーキング
1セット

レベル4
レベル3を2セット
（時間を分けて行ってもOK）

レベル5
レベル3＋
プラスαの
スローウォーキング
いずれか1セット

レベル6
レベル3＋
プラスαの
スローウォーキング
1〜6を各1セット

長瀬サエコ先生プロフィール
Saeko Nagase's profile

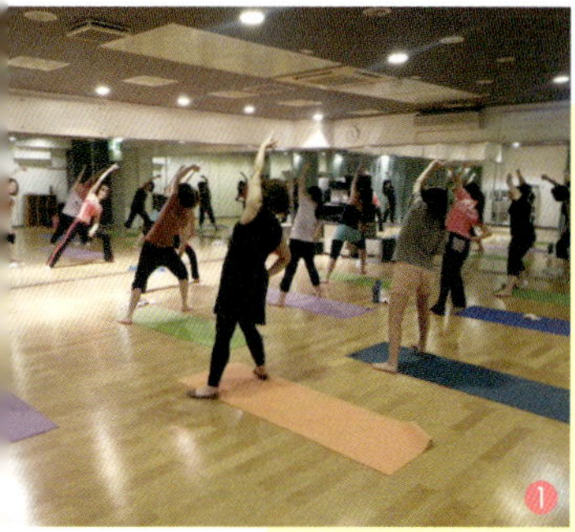
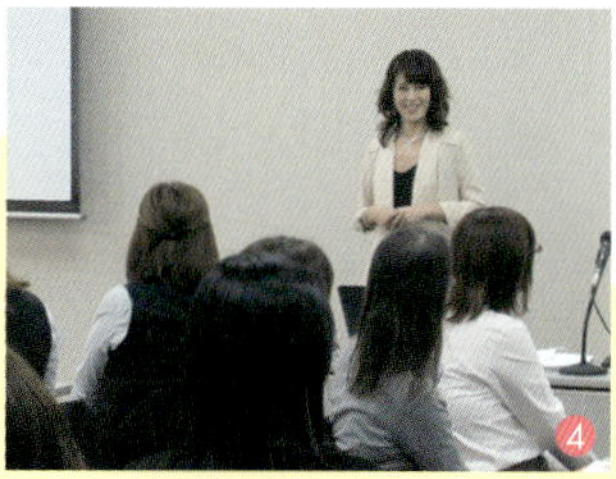
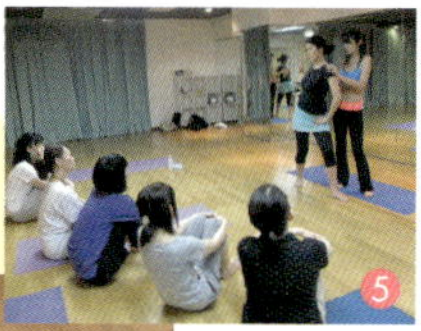
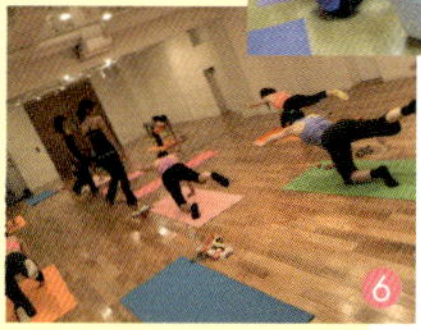
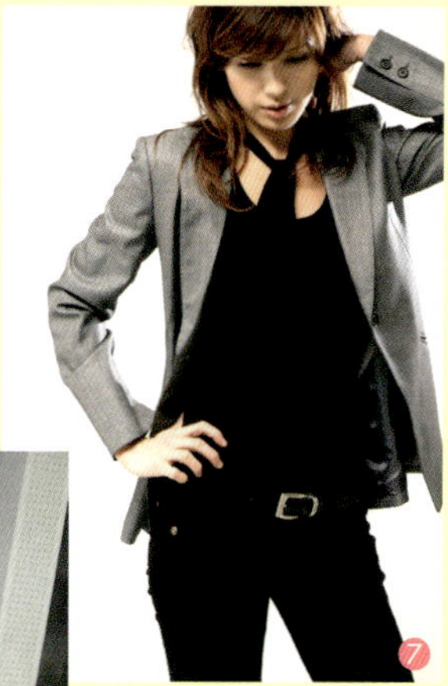
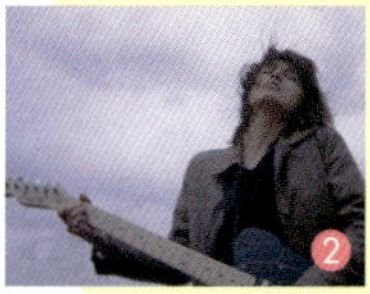
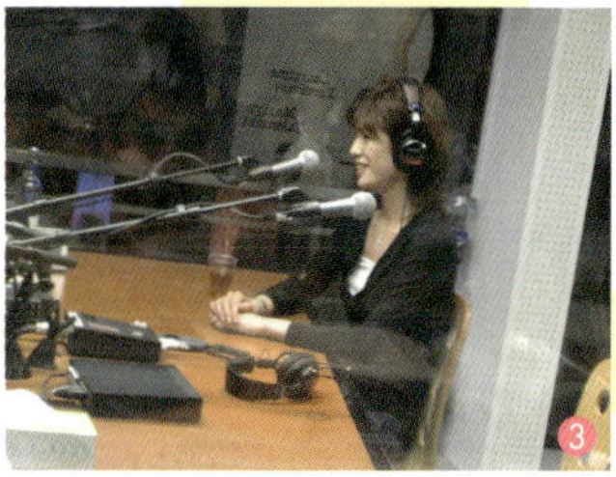
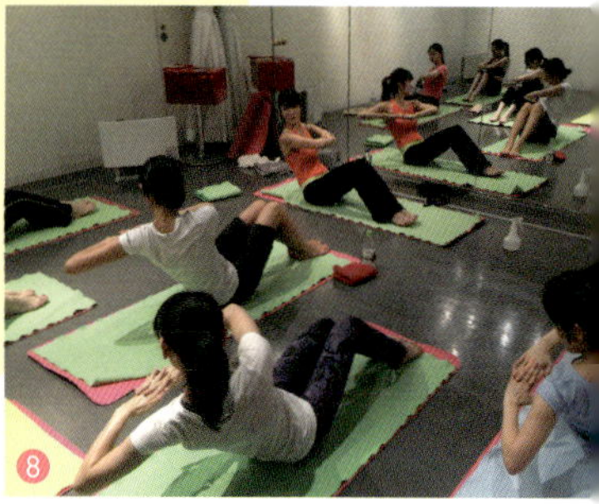

ビューティデザイナー、スローウォーキング・ディレクター。独自のメソッドと資格を生かし、エクササイズに加え美容やフード、メンタルまでアドバイスを行うトータルビューティのスペシャリスト。健康と美を目指すあらゆる年代に指導を行う。

①⑤⑥⑧独自に考案した「肩甲骨スクワット」をはじめ多彩なエクササイズを取り入れたグループ＆プライベートレッスンが好評。(問い合わせ：オフィシャルサイト「マーベラス」st-preciousone.com) ②③④⑦ライブ活動やTV・ラジオ出演、美に関する講演やコラム執筆など、その活動内容は多彩

たった6歩で腰痛 ひざ痛 寝たきりを防ぐ

スローウォーキング
DVDブック

発行日　2016年11月3日　第1刷

著者　長瀬サエコ

デザイン　河南祐介、塚本望来（FANTAGRAPH）
編集協力　石原輝美、岩越千帆、印田友紀（smileeditors）
制作協力　生島隆（生島企画室）
写真　阿部高之（本文）、株式会社グランツ（DVD）
ヘアメイク　SATOMI
スタイリスト　鈴石真紀子
イラスト　藤井昌子
衣装協力　プラヴィダ
校正　豊福実和子

編集担当　辺土名悟
営業担当　菊池えりか、伊藤玲奈
営業　丸山敏生、増尾友裕、熊切絵理、石井耕平、綱脇愛、櫻井恵子、吉村寿美子、田邊曜子、矢橋寛子、大村かおり、高垣真美、高垣知子、柏原由美、菊山清佳、大原桂子、矢部愛、寺内未来子
プロモーション　山田美恵、浦野稚加
編集　柿内尚文、小林英史、杉浦博道、舘瑞穂、栗田亘、澤原昇、奈良岡崇子
編集総務　千田真由、高山沙耶子、高橋美幸
メディア開発　中原昌志、池田剛
講演事業　斎藤和佳、高間裕子
マネジメント　坂下毅
発行人　高橋克佳

発行所　株式会社アスコム

〒105-0002
東京都港区愛宕1-1-11　虎ノ門八東ビル
編集部　TEL：03-5425-6627
営業部　TEL：03-5425-6626　FAX：03-5425-6770

印刷・製本　中央精版印刷株式会社

Printed in Japan ISBN 978-4-7762-0926-3

本書のDVD映像と未収録映像がスマホ、タブレット、パソコンで観られる!

本書をご購入いただいた方はもれなく
DVDの映像と未収録のエクササイズが
スマホ、タブレット、パソコンでも観ることができます。

アクセス方法はこちら!

下記のQRコード、もしくは下記のアドレスからアクセスし、
会員登録の上、案内されたパスワードを所定の欄に入力してください。
アクセスしたサイトでパスワードが認証されますと
映像を観ることができます。

https://ascom-inc.com/b/09263

※通信環境や機種によってアクセスに時間がかかる、もしくはアクセスできない場合がございます。
※接続の際の通信費はお客様のご負担となります。